Hiller
Richtig einkaufen
Glutenfrei

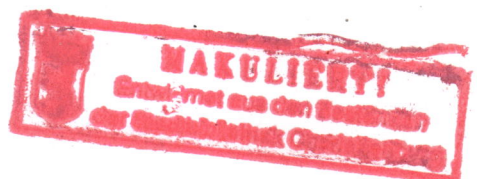

Die Autorin

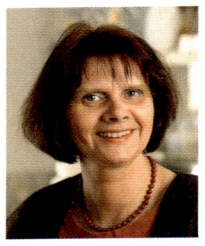

Andrea Hiller ist seit ihrer Kindheit von Zöliakie betroffen. Nach ihrem Lebensmotto »Handeln ist besser als Jammern« eignete sie sich über viele Jahre einen enormen Erfahrungsschatz in Sachen Zöliakie an. Es folgte eine Ausbildung zur Diätassistentin. Mit ihrem Wissen auch anderen Betroffenen zu helfen, ist ihr ein großes Anliegen.

Andrea Hiller

Richtig einkaufen
Glutenfrei

**Für Sie bewertet:
Über 600 Lebensmittel
bei Zöliakie und Intoleranzen**

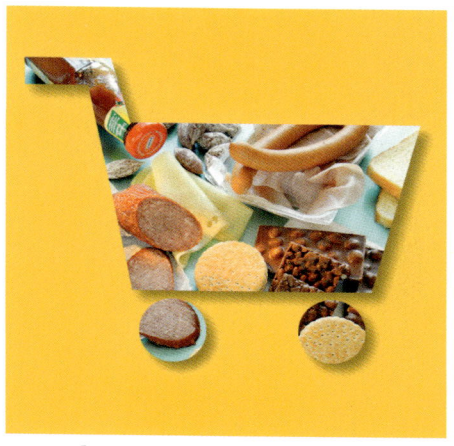

TRIAS

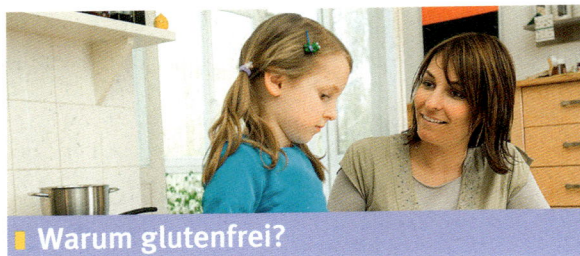

Warum glutenfrei?

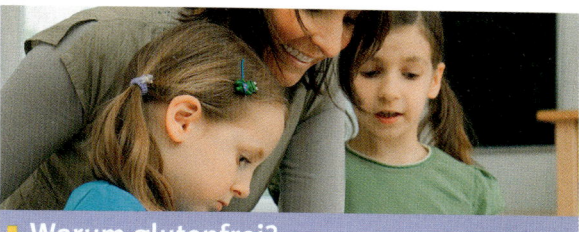

Warum glutenfrei?

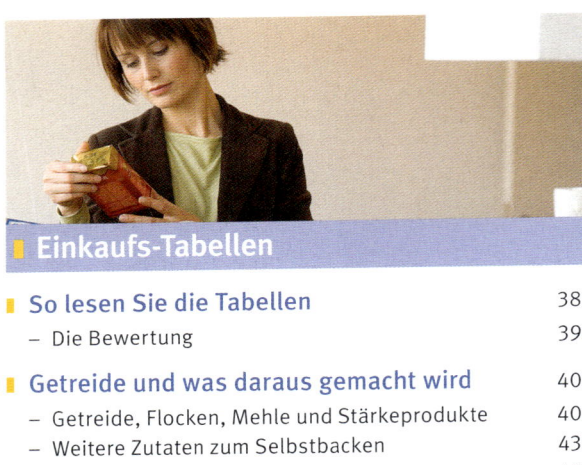

Einkaufs-Tabellen

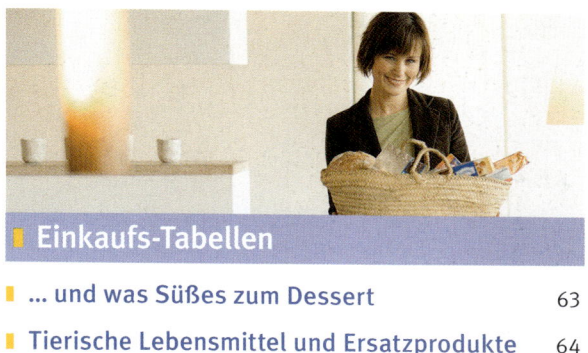

Einkaufs-Tabellen

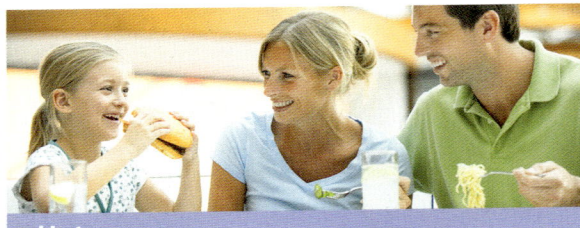

Unterwegs essen

Liebe Leserin, lieber Leser,

Glutenfreie Ernährung ist derzeit »in aller Munde«. Auch Sie sollen glutenfrei essen? – Dann kann bereits der Einkauf Probleme machen. Trotz aktueller Verordnungen über die Kennzeichnung von Allergenen in Lebensmitteln sind noch lange nicht alle Verpackungsaufschriften eindeutig.

Dieser Einkaufsführer will Ihnen dabei helfen, eine richtige, glutenfreie Auswahl zu treffen – in Supermärkten, Drogerien, Reformhäusern, Naturkostgeschäften und über spezielle Internetshops. Ich selbst esse seit mehr als vierzig Jahren glutenfrei und habe daher lange Erfahrung mit dem Einkauf entsprechender Produkte. Vieles wird im Laufe der Zeit zur Selbstverständlichkeit. Es fällt mir nicht mehr schwer nachzufragen, wie ein Gericht hergestellt wurde oder ob eine bestimmte Wurst Gluten enthält. Vor einigen Jahren war das ganz anders: Die Lebensmittelkennzeichnung war ungenauer, die Zutatenliste wenig hilfreich, Zöliakie war eher unbekannt.

Beim Zusammenstellen des vorliegenden Ratgebers ist mir einmal mehr aufgefallen, wie festgelegt ich in meiner Nahrungsmittelauswahl bin – viele Produkte, die ich für Sie als glutenfrei gekennzeichnet gefunden habe, hätte ich vorher gar nicht gesucht (ich verwende z.B. nie Fix-Produkte für Soßen und mag auch keinen Senf …).

Dieser kleine Ratgeber ist etwas für die Handtasche. Man kann ihn immer dabeihaben und beim Einkauf schnell mal nachschauen. Er wird Ihnen Ihr glutenfreies Leben sicher wieder ein Stück erleichtern.

Freimersheim, im Oktober 2009
Andrea Hiller

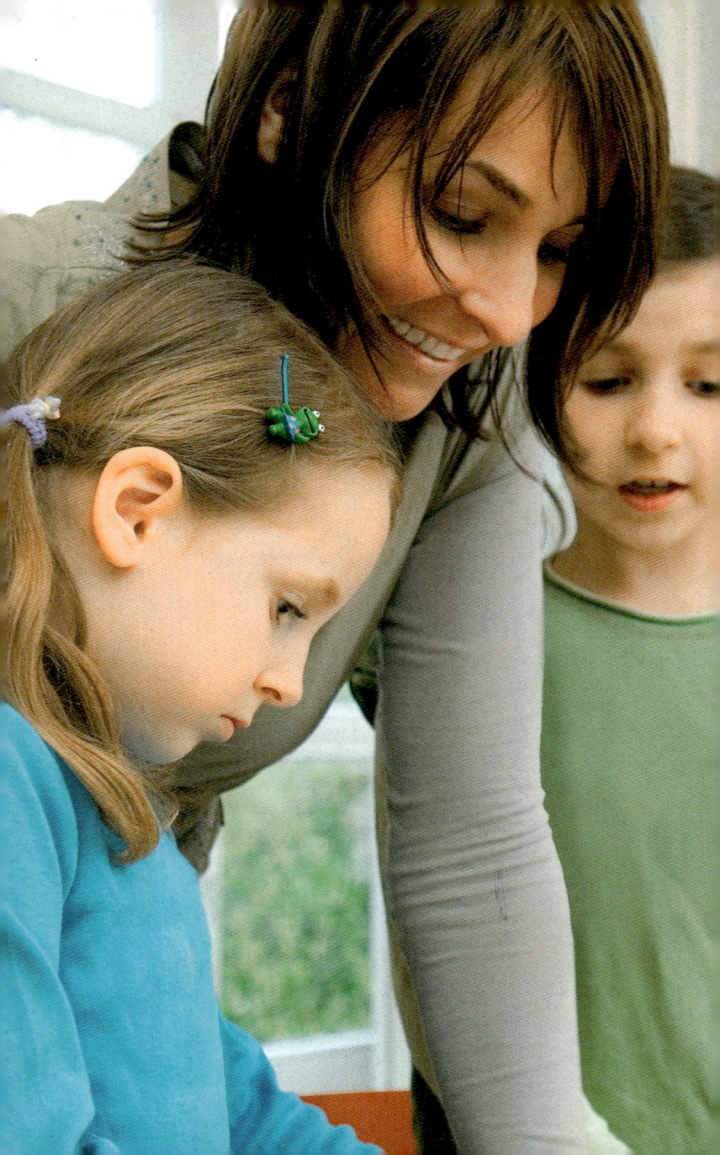

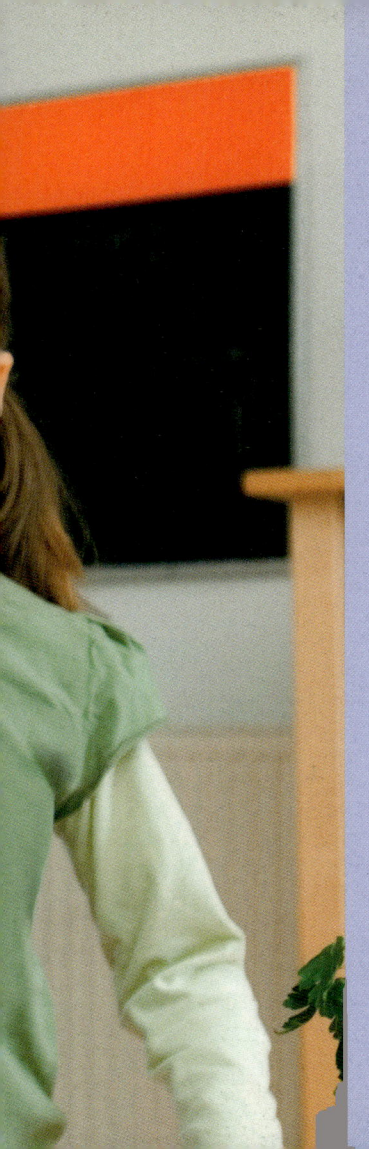

Warum glutenfrei?

Vielleicht schon lange im Verdacht, vielleicht aber auch völlig unvorbereitet sollen Sie selbst oder ein Familienmitglied von nun an glutenfrei essen. Auf den folgenden Seiten erfahren Sie, bei welchen Krankheitsbildern es notwendig ist, das Getreideeiweiß Gluten zu meiden.

Diagnose: Zöliakie

In der heutigen Zeit ist die Zöliakie keine seltene Kinderkrankheit mehr. Je nach Literaturquelle sind in Mitteleuropa 1 von 300 oder sogar jeder 100. Mensch betroffen. Weitere übliche Bezeichnungen der Zöliakie sind (einheimische) Sprue und glutensensitive Enteropathie. Die Zöliakie ist eine Erkrankung des menschlichen Dünndarms. Sie basiert auf einer Unverträglichkeit gegenüber dem Klebereiweiß Gluten aus den Getreidesorten Weizen, Roggen, Gerste, Hafer und deren botanischen Verwandten. Bei der Zöliakie handelt es sich um eine genetisch veranlagte Erkrankung mit einer Autoimmun- und einer Allergiekomponente.

Was ist Zöliakie?

Wird das unverträgliche Getreideeiweiß gegessen, reagiert das Immunsystem darauf wie auf einen feindlichen Stoff. Es werden ganz bestimmte Antikörper – Immunglobuline (= Gegenstoffe) – gebildet, die meist im Blut nachweisbar sind. Ein Teil dieser Immunglobuline sorgt dafür, dass sich die Schleimhaut im Dünndarm verändert. Zellen werden zerstört, das Gewebe entzündet sich. Mit der Zeit baut sich die normale Struktur der Dünndarmschleimhaut völlig ab. Die Dünndarmzotten, die hauptsächlich dazu da sind, ausreichend Fläche für die Aufnahme der Nährstoffe aus dem Darm ins Blut zur Verfügung zu stellen, werden zerstört. Die Folge: Der Körper kann bei einer eigentlich ausreichenden Ernährung die wertvollen Nährstoffe nicht in genügender Menge aufnehmen. Durch die Zerstörung der Darmschleimhautzellen kommt es zu Entzündungen, was zu zahlreichen Beschwerden führen kann.

Krankheitszeichen

Einige der häufigsten Symptome sind Durchfall, Blähungen und Bauchschmerzen. Die Symptome können sehr heftig sein und innerhalb kurzer Zeit kann der Betroffene viel Gewicht verlieren. Allerdings kann eine Zöliakie auch lange Zeit unbemerkt verlaufen, da die Beschwerden untypisch sein können und nicht direkt mit einer Darmerkrankung in Verbindung gebracht werden; bei einigen Betroffenen treten beispielsweise keine Bauchbeschwerden auf. Die unten aufgeführten Symptome können einzeln auftreten, teils aussetzen und dann nach längerer Zeit wieder neu beginnen, ohne dass die Ernährung umgestellt wurde.

Symptome bei Kindern

Bei Kindern beobachtet man sehr häufig Gedeihstörungen, mangelndes Wachstum und fehlende Gewichtszunahme, Durchfall, massigen fettigen Stuhl, der sehr stark riecht, Blässe, dunkle Augenringe, einen aufgeblähten Bauch, ständige Bauchschmerzen, magere Gliedmaßen, nicht gut entwickelte Muskulatur, Missmutigkeit und erhöhte Infektanfälligkeit. Auffällig sind auch Zahnschmelzdefekte. Seltener sind Erbrechen und Verstopfung. Die Symptome treten häufig auf, sobald Gluten (Weizengrieß, Brot oder Haferflocken) in die Ernährung des Kleinkindes aufgenommen wird. Wird das Kind allerdings lange gestillt, kann es sein, dass die ersten Krankheitszeichen sehr viel später einsetzen und die Zöliakie dann untypisch verläuft.

Symptome bei Erwachsenen

Erwachsene klagen oft über Übelkeit, Völlegefühl, Blähungen, Durchfallphasen, die mit Verstopfung abwechseln, Gewichtsabnahme, Abgeschlagenheit, Müdigkeit, Knochenschmerzen, schmerzhafte Entzündungen der Mundschleimhaut (Aphthen), depressive Verstimmungen, langwierige Infekte und Migräne. Häufig gibt es auch Probleme, schwanger zu werden und es besteht ein erhöhtes Risiko für Fehlgeburten.

Alle diese Beschwerden können auch einzeln auftreten und sind für sich genommen nicht immer eine Hilfe für die Diagnosestellung. Manchmal wird eine Milchzuckerunverträglichkeit (Laktoseintoleranz) festgestellt, obgleich Milch lange Zeit gut vertragen wurde. Sehr häufig ist das Blutbild des erwachsenen Zöliakie-Betroffenen durch einen Eisenmangel auffällig. Von den ersten Symptomen bis zur endgültigen Diagnosestellung können auch heute noch mehrere Jahre vergehen.

Erst die Diagnose sichern, dann glutenfrei ernähren!

Sollten Sie aufgrund typischer Beschwerden eine Zöliakie vermuten oder aber auch den Tipp erhalten haben, glutenfreie Ernährung einfach testweise durchzuführen: Gehen Sie zunächst zum Arzt für eine klare, eindeutige Diagnose oder den sicheren Ausschluss dieser Erkrankung. Wenn die glutenfreie Ernährung erst einmal gestartet wurde, ist eine sichere Bestätigung der Krankheit erst wieder nach erneuter langwieriger Belastung mit Gluten feststellbar.

Wenn sich die Zöliakie bestätigt, ist es notwendig, sich vom Zeitpunkt der Diagnose an ein Leben lang glutenfrei zu ernähren. Die glutenfreie Diät greift stark in den Lebensalltag der Betroffenen ein und allein daher braucht diese bewusste konsequente Ernährungsumstellung eine klare Grundlage – »Ich muss wissen, warum ich das tun muss!«

Wie stellt der Arzt eine Zöliakie fest?

Suchen Sie sich am besten einen Arzt, der auf Magen-Darm-Erkrankungen spezialisiert ist. Die Fachrichtung heißt: Gastroenterologie. Ein Gastroenterologe ist in der Lage, die bisher durchgeführten Untersuchungsergebnisse zusammen zu bewerten und noch ausstehende Tests durchzuführen.

Zöliakietypische Antikörper

Wenn die Symptome einen Verdachtsmoment auf Zöliakie ergeben, evtl. auch schon ein Eisenmangel im Blut festgestellt wurde, sollte das Blut auf spezielle zöliakietypische Antikörper untersucht werden. Diese heißen: IgA Gliadin, IgA Transglutaminase oder IgA Endomysium. Da es einige Zöliakiebetroffene gibt, die kein IgA bilden können, sollte als Standard das Gesamt-IgA sowie sicherheitshalber auch das IgG mitbestimmt werden.

»Ig« steht jeweils für den Begriff Immunglobulin (= Antikörper), der folgende Buchstabe für die Art des Antikörpers. Bei der Zöliakie sind die Antikörper der Klasse A sehr beweisend, bei einer Nahrungsmittelallergie wird nach Antikörpern der Klasse E gegen bestimmte Nahrungsmittel gesucht (IgE).

Biopsie

Da es beim Antikörpertest immer auch falsch positive oder falsch negative Ergebnisse geben kann, sollte im Anschluss an den Bluttest mit auffälligen Antikörpern auf jeden Fall eine Biopsie der Dünndarmschleimhaut erfolgen. Dabei wird über den Weg einer Magenspiegelung das Endoskop weiter in den Dünndarm geführt und ein Stücken Schleimhaut abgenommen. Die Untersuchung ist zwar nicht angenehm, jedoch risikoarm. Die Biopsie kann bei Erwachsenen ambulant durchgeführt werden. Das Gewebestückchen wird nach der Entnahme eingeschickt und unter dem Elektronenmikroskop genauestens betrachtet. Bestimmte Zellen, die typischerweise bei Zöliakie vermehrt auftreten, werden gezählt. Die Zotten der Schleimhaut sind meist deutlich sichtbar angegriffen oder komplett zerstört. Das Schleimhautgewebe wird nach den sogenannten »Marsh-Kriterien« beurteilt. Je nach Ausprägung der Veränderungen liegt die Schleimhautbewertung zwischen »Marsh 0« und »Marsh IV«. Diese genaue Bestimmung gibt klare Hinweise auf das Vorliegen einer Zöliakie.

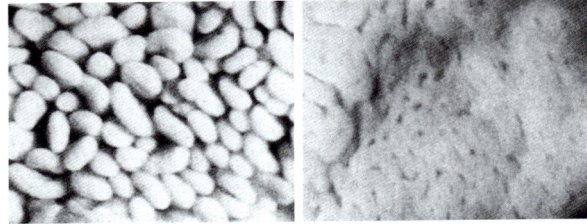

Das linke Foto zeigt eine gesunde Dünndarmschleimhaut mit Zotten. Rechts ist die Schleimhaut abgeflacht und ohne Zotten bei Zöliakie. (Die Fotos wurden freundlicherweise von Prof. Dr. D. Shmerling, Zürich, zur Verfügung gestellt.)

Achtung: Die Gewebeentnahme für die Biopsie kann im Rahmen einer erweiterten Magenspiegelung, nicht jedoch bei einer Darmspiegelung des Dickdarms entnommen werden. Nach den typischen Antikörpern sollte im Blut gesucht werden, nicht im Stuhlgang.

> **INFO**
>
> ## Sichere Diagnose
>
> Zu einer klaren Diagnose gehören: Symptome, typische Antikörper und die Biopsie. Die Diagnose wird komplett, wenn die Symptome nach der Umstellung auf glutenfreie Ernährung nachlassen und schließlich ganz verschwinden. Wird die glutenfreie Ernährung sicher und konsequent eingehalten, bilden sich die Dünndarmzotten wieder aus und können ihre Aufgabe, Nährstoffe zu resorbieren, wieder erfüllen.

Wie zeigt sich eine Weizenallergie?

Durch Nachweis der Allergieantikörper IgE gegen Weizen oder andere glutenhaltige Getreide im Blut wird es ebenfalls notwendig, diese vom Speiseplan zu streichen. Getreideallergien kommen häufiger bei Kindern vor. Der Körper reagiert auf das Getreideeiweiß (nicht unbedingt nur Gluten) z. B. mit der Haut oder auch mit Symptomen im Magen-Darm-Trakt.

Eine glutenfreie Ernährung ist bei Weizen- oder Getreideallergikern meist nicht lebenslang notwendig. Es kann aber auch sein, dass das Weglassen von Gluten nicht ausreichend zur Behandlung ist, da Gluten ja nur einen Teil des Getreideeiweißes darstellt.

Was bedeutet Glutenunverträglichkeit?

Das ist eigentlich gar keine echte »Diagnose«. Wenn bei Menschen mit unklaren Beschwerden im Blut IgG4-Antikörper gegen Gluten oder glutenhaltige Getreide nachgewiesen werden, spricht man von einer Glutenunverträglichkeit. Leider sind diese Antikörpernachweise auf keinen Fall eine Diagnose. Die Bedeutung dieser Art von Antikörpern ist noch nicht ganz klar. Eventuell ist das Vorhandensein dieser Immunglobuline eine ganz normale Reaktion des Körpers auf Lebensmittel, die man häufig isst. Auffallend ist z.B., dass häufig IgG4 auf viele, wenn nicht gar alle Grundnahrungsmittel nachweisbar sind (Milch, Ei, Getreide, Hefe …).

Bevor Sie jetzt mit einer glutenfreien Ernährung starten, sollten Sie unbedingt die klassische Zöliakiediagnose abgeschlossen haben. Führen Sie begleitend zur Ernährungs-

---

INFO

Wie schnell lassen die Beschwerden nach?

Bei einer Zöliakie reagiert die Darmschleimhaut selbst oft sehr rasch auf das Weglassen des schädlichen Getreides. Die Symptome sollten sich rasch (in wenigen Wochen) bessern und spätestens nach einem Jahr weitgehend verschwunden sein. Es kann allerdings immer eine erhöhte Empfindlichkeit des Magen-Darm-Traktes bleiben, d.h. Sie reagieren auf Diätfehler, einen Darminfekt oder auch auf seelische Belastungen leichter mit Bauchschmerzen, Durchfall und den Ihnen bekannten Symptomen.

umstellung dann ein Ernährungs-/Symptom-Tagebuch. Die Ernährungsumstellung sollte unbedingt von einer speziell ausgebildeten Fachkraft (Diätassistentin oder Oecotrophologin mit einer Weiterbildung oder Spezialisierung zum Thema Allergologie) begleitet werden. Das jahrelange Weglassen vieler Nahrungsmittel ist meist nicht erforderlich und birgt darüber hinaus die Gefahr, mangelhaft mit Nährstoffen versorgt zu sein.

Bestehen zusätzliche Unverträglichkeiten?

Sollte sich Ihr Befinden nicht innerhalb kurzer Zeit deutlich bessern, bestehen möglicherweise zusätzliche Lebensmittelunverträglichkeiten. Häufig reagiert ein entzündeter, geschädigter Darm auch auf blähende Speisen wie z.B. Zwiebeln, Kohl, Hülsenfrüchte, Pilze und stark kohlensäurehaltige Getränke. Manchmal können fettreiche Produkte nicht gut vertragen werden und es wird sogar Fett mit dem Stuhlgang ausgeschieden.

Laktoseintoleranz

Oft besteht gerade am Anfang neben der Zöliakie auch eine zusätzliche Laktoseintoleranz. Da die Schleimhaut des Dünndarms gereizt und entzündet ist, kann das notwendige Enzym zur Spaltung von Milchzucker (Laktose) nicht ausreichend gebildet werden. Die Laktose schädigt nicht das Gewebe, macht aber ähnliche Symptome wie die Zöliakie selbst. Der nicht gespaltene Milchzucker wird in den Dickdarm transportiert und dort von den natürlichen Darmbakterien verdaut. Dabei bilden sich Gase, die zu teilweise sehr heftigen Beschwerden wie Blähungen, Krämpfen und Durchfällen führen können. Eine Laktoseintoleranz lässt sich leicht durch einen Atemtest feststellen. Dann muss zusätzlich zur glutenfreien Ernährung auch eine laktosefreie oder laktosearme Diät eingehalten werden – häufig nur für einen eingeschränkten Zeitraum, bis sich die Darmschleimhaut unter glutenfreier Kost wieder erholt hat. Auch völlig gesunde Menschen können im höheren Lebensalter eine Laktoseintoleranz entwickeln.

Gluten – was ist das überhaupt?

Gluten ist ein Oberbegriff für die alkohollöslichen Getreide-Eiweiß-Anteile (Prolamine) aus Weizen, Roggen, Gerste und Hafer. Die einzelnen Prolamine unterscheiden sich chemisch und heißen: Gliadin bei Weizen, Secalin bei Roggen, Hordein bei Gerste und Avenin bei Hafer. Die Schädlichkeit von Hafergluten bei Zöliakie ist derzeit umstritten – Hafer wird dennoch nicht in der glutenfreien Ernährung empfohlen, da eine Vermischung mit anderem Getreide durch Anbau, Ernte, Transport und Weiterverarbeitung kaum ausgeschlossen werden kann. Auch Getreide, die botanisch mit Weizen & Co. verwandt sind, sind glutenhaltig, wie z. B. Dinkel, Grünkern, Kamut und Einkorn.

Wundermittel in der Lebensmittelherstellung

Gluten ist unter Müllern und Bäckern als »Klebereiweiß« bekannt. Je nach Ernte ist ein Mehl kleberstark oder kleberschwach. Je mehr Gluten in Weizenmehl enthalten ist, umso bessere Backeigenschaften besitzt dieses. Als Bestandteil von Weizenmehl beeinflusst Gluten maßgeblich das Backergebnis. Es bindet Feuchtigkeit im Teig, ist wichtig für die Bildung von Krume und Kruste, gibt den Teigen Elastizität, hilft bei der Bräunung und hält die Backwaren frisch.

Aber auch in vielen anderen Bereichen der Lebensmittelherstellung wird Gluten als natürlicher Rohstoff geschätzt. Gluten bindet, emulgiert und kann Trägerstoff für Aromen und Gewürze sein. Insbesondere in der Fleischwarenindustrie, aber auch bei vielen Feinkostartikeln ist reines Gluten, das bei der Stärkeherstellung aus Weizen gewonnen wird, eine beliebte Zutat.

»Gluten pur« gibt es als Pulver im Reformhaus oder Natur-kostgeschäft zu kaufen. Es wird zur Verbesserung der Back-eigenschaften von Weizen- und Roggenmehlen angeboten. In Frankreich sind einige Backwaren mit Gluten angerei-chert, um diese besonders locker und knusprig herzustel-len.

Ist Gluten für eine hochwertige Ernährung notwendig?

Nein – Gluten ist für den menschlichen Körper von geringer Bedeutung. Ernährungsphysiologisch gesehen brauchen wir dieses Eiweiß überhaupt nicht. Es ist sozusagen von minderwertiger Zusammensetzung (geringe biologische Wertigkeit).

Worin ist Gluten enthalten?

Gluten findet sich von Natur aus in den bereits genannten Getreidearten Weizen, Roggen, Gerste, Hafer, Dinkel, Grün-kern, Kamut und Einkorn. Alle Lebensmittel, die aus diesen Getreidesorten hergestellt werden, sind somit glutenhaltig – leicht erkennbar bei Back- und Teigwaren. Insbesondere unter den Broten gibt es in der normalen Bäckerei kaum Produkte, die ohne Weizen hergestellt werden (»Sojabrot« oder »Kastanienbrot« aus der normalen Bäckerei hat immer einen großen Anteil von Weizen- oder Roggenmehl). Eine große Anzahl von Fertiggerichten enthalten Nudeln, die üb-licherweise aus Weizengrieß hergestellt werden. Darüber hinaus werden viele Lebensmittel unter Verwendung von Weizenmehl oder Paniermehl verarbeitet, wie z. B. Kuchen, Soßen, Panaden, Eintöpfe, Suppen sowie Feinkostartikeln.

Andere Produkte enthalten Gerstenmalz (Bier, Bonbons, Schokoladen), Graupen, Haferflocken, Kleie und Mehle aus Hafer, Roggen oder Gerste. Reines Gluten findet sich als Trägerstoff von Aromen und Gewürzen z. B. in Wurst, Süßwaren, Backzutaten, Eis und aromatisierten Teesorten. Weizeneiweiß ist Zusatz vieler vegetarischer Gerichte und auch Bestandteil einiger Sojasoßen. Seitan ist ein Produkt aus Weizeneiweiß und in der vegetarischen Küche bekannt. Weizenstärke kann sowohl glutenfrei hergestellt werden als auch große Glutenreste enthalten.

Spuren-Kontamination

Gluten wird oft als »Verunreinigung« in Lebensmittel eingebracht, wenn auf den gleichen Maschinen glutenhaltige Produkte hergestellt werden. Hier spricht man von Spuren-Kontamination. Aber auch in der heimischen Küche kann es zur Vermischung von glutenhaltigen Mehlen mit eigentlich glutenfreien Produkten kommen. Wenn z. B. auch mit Weizenmehl auf demselben Backbrett und in den glei-

---

INFO

Gluten in Lebensmitteln

Prinzipiell kann jedes verarbeitete Lebensmittel Gluten enthalten:

▪ durch glutenhaltige Zutaten wie Getreidemehle oder -flocken aus Weizen, Roggen, Gerste und Hafer, Malz aus Gerste oder auch Getreideeiweißzusätze (Seitan),
▪ durch Verunreinigung eigentlich glutenfreier Rohstoffe bei Anbau, Ernte, Transport, Verarbeitung und Lagerung,
▪ durch Verunreinigung in der eigenen Küche, wenn dort auch glutenhaltige Gerichte und Backwaren zubereitet werden.

chen Formen gebacken wird oder derselbe Toaster benutzt wird.

Beim Bestreichen der Schulbrote können Krümel der normalen Brötchen in die Butter oder Marmelade gelangen, deren Glutengehalt dann ausreichend ist, eine Reaktion des Immunsystems anzuregen. Nicht immer kommt es dann auch gleich zu sichtbaren Reaktionen (Durchfall und anderen Symptomen). Das Reagieren nach außen hin ist sehr individuell und sagt nichts über die Genauigkeit der Diät oder eine eventuelle Verträglichkeit bestimmter Glutenreste aus. Besonders Jugendliche reagieren auf Fehler in der Diät lange Zeit nicht mit deutlichen Symptomen.

Ernährungs-Tipps

Alleine die Empfehlung, herkömmliche Brot- und Backwaren zu meiden, reicht also bei weitem nicht aus. Eine sichere glutenfreie Ernährung muss sorgfältig geplant und immer wieder kontrolliert werden. Es gibt zahlreiche Lebensmittel, die von Natur aus glutenfrei sind. Sicher wäre es möglich, sich allein damit bereits ausreichend zu ernähren. Aber das entspricht nicht dem aktuellen Lebensstandard. Es werden zahlreiche Fertig- und Halbfertigprodukte in den Speiseplan eingebaut. Manchmal kommt es einem kaum in den Sinn, dass es sich beim verwendeten Produkt um eine Zubereitung handelt – so selbstverständlich ist dessen Anwendung (z.B. Curry als Gewürzmischung, Senf, Ketchup oder Mayonnaise). Bei »Fertigprodukten« denkt man meist an komplette Menüs oder nahezu servierfertige Zubereitungen. So kommt schnell der Gedanke beim Einkaufen auf: »Darin kann ja eigentlich kein Gluten enthalten sein.« Dieser Gedanke ist grundsätzlich falsch – und es ist größte Sorgfalt und Hintergrundwissen notwendig, die Ernährung und den Einkauf mit Sicherheit glutenfrei umzustellen.

Lebensmittellisten der DZG

Zum Glück gibt es Hilfen wie die Deutsche Zöliakie-Gesellschaft e.V. (DZG, Adresse s. S. 98), eine sehr gut organisierte Selbsthilfevereinigung, die seit Jahrzehnten Listen herausgibt, die den Einkauf glutenfreier Lebensmittel erleichtern. Diese basieren auf Herstellerauskünften, die jährlich aktualisiert werden. Diese Lebensmittellisten sind mittlerweile sehr umfangreich geworden und umfassen mehrere Bände. Neben der glutenfreien Zusammensetzung wird auch darauf hingewiesen, welche der Produkte laktosefrei sind.

Einige Firmen weisen jedoch im Anhang darauf hin, dass sie eine Kontamination der eigentlich glutenfrei zusammengesetzten Produkte nicht ausschließen können. Anbieter spezieller Diätprodukte für die glutenfreie Ernährung werden gesondert aufgelistet. Außerdem gibt es eine extra Liste mit glutenfrei zusammengesetzten Medikamenten und Nahrungsergänzungsmitteln. Die Anzahl der namentlich genau gelisteten Produkte ist für die Betroffenen beeindruckend und beruhigend. Es wird so ein wenig das große Schild »Achtung, ich darf nichts mehr essen« aus dem Sinn des Betroffenen geräumt.

Darüber hinaus erstellt die DZG auch Listen mit Hotels und Gaststätten, die sich auf die glutenfreie Ernährung einstellen, gibt regelmäßig schriftliche Unterlagen heraus, informiert Ärzte über neue Entwicklungen, erstellt Infomaterialien für Erzieher und Lehrer und bietet regional und deutschlandweit viele Veranstaltungen und Treffen zur Information und zum Erfahrungsaustausch.

Allergenkennzeichnung

Nach einer Verordnung, die seit November 2005 verpflichtend für nahezu alle verpackten Lebensmittel gilt, müssen die Zutaten eines Produkts, die häufig Allergien auslösen können, grundsätzlich in der Zutatenliste genannt werden. Zu den kennzeichnungspflichtigen Allergenen gehören neben Milch, Ei, Soja, Nüssen und weiteren Lebensmitteln auch die glutenhaltigen Getreideprodukte. Das heißt, wenn einem Lebensmittel Gluten oder glutenhaltiges Getreide bewusst zugesetzt ist, muss das in der Zutatenauflistung deutlich erkennbar sein. Auch wenn die Menge des Zusatzes minimal ist (unter 1 %) oder es sich um ein Hilfsmittel für die Produktion handelt, ist die Angabe des Allergens

Pflicht, sobald es sich um eine absichtliche Zugabe handelt. Sind in dem Produkt Stärke, Mehl oder Malz verarbeitet, muss ersichtlich sein, wenn es sich um glutenhaltige Rohstoffe handelt (z. B. Weizenstärke, Gerstenmalz). Wird Maisstärke verwendet, genügt die Aufschrift »Stärke«.

INFO

Gluten ist kein Lebensmittelzusatzstoff

Es kann sich also nicht hinter den undurchsichtigen E-Nummern oder Begriffen wie Bindemittel, Stabilisatoren, Farbstoffe etc. verstecken. Wenn ein Aroma oder Bindemittel Gluten enthält, muss dies deutlich zu erkennen sein, z. B. »natürliches Aroma (mit Weizen)«.

Stärke-Verzuckerungsprodukte enthalten kein Gluten

Von dieser Kennzeichnungsgrundregel sind sogenannte Stärke-Verzuckerungsprodukte ausgenommen, wie z. B. Maltodextrin, Traubenzucker, Glukosesirup oder Dextrose. Es muss nicht darauf hingewiesen werden, aus welchem Getreide sie hergestellt sind, da es sich um reine Kohlenhydrate handelt, die keinen schädlichen Eiweißanteil mehr enthalten. Leider kennzeichnen manche Firmen dennoch »Traubenzucker (aus Weizen)«, was zur Verwirrung führen kann.

»Kann Spuren von Gluten enthalten«

Diese Aufschrift entdecken wir bei genauem Hinsehen immer häufiger auf Lebensmitteln, in deren Zutatenauflistung keine glutenhaltigen Bestandteile aufgeführt sind. Teilweise sind die Warnhinweise grotesk, so z. B. ein reinweißes Stärkepuder aus Mais, das angeblich Spuren von Milch, Ei, Nüssen und Gluten aufweisen kann. Wie also mit der Kennzeichnung solcher Kontaminationsrisiken umgehen? Das lässt sich nicht so einfach beantworten. Oft handelt es sich wirklich nur um einen Hinweis des Herstellers aus Gründen der Produkthaftung. Häufig ist die Warnung unbegründet. Wenn das Lebensmittel auf Gluten untersucht wird, findet sich nicht die kleinste Spur.

Allerdings kann man diese Aussage nicht zur Regel machen. Wenn in einem Betrieb Allergene (so auch glutenhaltige Zutaten) verarbeitet werden, besteht immer die Möglichkeit, dass Spuren dieser Zutaten in ein eigentlich glutenfrei zusammengesetztes Produkt gelangen. Praktisches Beispiel: In einem Betrieb werden zehn Soßenpulver gemischt, fünf davon glutenfrei. Alles geht über die gleiche Misch- und Abfüllanlage und kein Zwerg krabbelt durch die Rohre und pinselt die Übergänge frei. Natürlich sind diese Risiken in der Menge nicht so erheblich wie ein Diätfehler, jedoch summieren sich die Glutenreste und führen dann schließlich doch dazu, dass Antikörper gebildet werden und es letztlich zu Symptomen kommt. Bei erst kürzlich gestellter Diagnose können solche Glutenspuren dazu führen, dass sich die Darmschleimhaut sehr verzögert regeneriert.

Letztlich liegt das Risiko, verarbeitete Lebensmittel zu verwenden, die nicht ausdrücklich als glutenfrei gekennzeichnet sind, beim Betroffenen selbst. Vorsichtig spricht man von ca. 30 mg Restgluten pro Tag, die ohne große Beschwerden toleriert werden können. Das liegt jedoch weit unter einem echten Diätfehler (z. B. das Sonntagsbrötchen oder auch nur die Hostie im Gottesdienst).

Wann ist ein Produkt »glutenfrei«?

Um ein Produkt als »glutenfrei« zu kennzeichnen, muss der Hersteller sehr strenge Kriterien anlegen und sich an aktuelle Verordnungen halten. Es ist genau festgelegt, was die Aufschrift »glutenfrei« zu bedeuten hat. Dabei wird nicht mehr unterschieden, ob es sich um ein diätetisches Produkt (z. B. speziell hergestelltes glutenfreies Brot) oder ein Lebensmittel des allgemeinen Verzehrs (z. B. Tomatenketchup) handelt.

Der sogenannte Codex alimentarius (übersetzt: Lebensmittelregeln) stellt die Grundlage für die neueste EU-Verordnung zur Kennzeichnung von glutenfreien Lebensmitteln dar. Die Richtlinie für glutenfreie Lebensmittel im Codex wurde im August 2008 aktualisiert. Demnach dürfen Lebensmittel nur dann die Aufschrift glutenfrei tragen oder mit einem entsprechenden Symbol gekennzeichnet sein, wenn sie nachweislich nicht mehr als 20 ppm (entsprechend 2 mg per 100 g) an Restgluten enthalten. Auch die chemische Analysenmethode zur Bestimmung des Glutengehaltes ist im Codex festgelegt. Bereits im Januar 2009 folgte eine rechtlich verpflichtende EU-Verordnung für die »Zusammensetzung und Kennzeichnung von Lebensmitteln, die für Menschen mit einer Glutenunverträglichkeit geeignet sind«. (Die Umsetzung dieser neuen EU-Verordnung hat eine Übergangsfrist bis Januar 2012.)

»Sehr geringer Glutengehalt«

Innerhalb dieser Verordnung dürfen diätetische Lebensmittel auch den Aufdruck erhalten: »sehr geringer Glutengehalt« bei einem nachweislichen Restwert zwischen 2 und 10 mg pro 100 g Produkt. Diese Sonderregelung soll besonders für Lebensmittel hilfreich sein, die unter Verwendung von Weizenstärke hergestellt sind, damit seit Jahren von den Betroffenen verwendet werden und die neuen strengen Grenzwerte nur schwer einhalten können. – Allerdings gibt es bereits jetzt zahlreiche diätetische Produkte, die mitsamt der Weizenstärke die strengen Richtlinien erfüllen und ganz selbstverständlich als »glutenfrei« etikettiert werden dürfen. Bislang ist mir auch noch kein Produkt begegnet, auf dem die Aufschrift »sehr geringer Glutengehalt« zu lesen war.

Glutenfrei-Symbole

Oft wird die Aufschrift glutenfrei durch ein Symbol ergänzt. Beim bekanntesten »Glutenfrei-Symbol« handelt es sich um eine durchgestrichene Weizenähre. Dieses Symbol ist seit Jahren eingetragenes und lizensiertes Warenzeichen der DZG.

Die DZG verpflichtet den Anwender, in regelmäßigen Abständen nachzuweisen, dass sein Produkt den aktuellen Richtlinien für glutenfreie Lebensmittel entspricht. Von Zeit zu Zeit werden auch Stichprobenanalysen durchgeführt und Firmen, die das Symbol ungerechtfertigt einsetzen, rechtlich verfolgt. Häufig findet man abgeänderte firmeneigene Symbole, die jedoch nicht denselben Wiedererkennungswert haben und manchmal auch verwirrend sind. – So ist z.B. das Wort glutenfrei mitsamt der stilisierten Ähre durchgestrichen.

Oft muss man nach dem »glutenfrei«-Hinweis suchen

Da die Verpackungen häufig extrem klein bedruckt sind, teils mit ungünstigen Farben auf spiegelndem oder farbigem Untergrund, ist die Suche nach dem »glutenfrei«-Hinweis häufig mühsam. Und nicht alle Geschäfte bieten schon eine Lupe am Einkaufswagen an, wie z. B. die Droge-riekette dm. Der Hinweis »glutenfrei« findet sich auch nicht immer in unmittelbarer Nähe der Zutatenliste. Manchmal erscheint er auf der Vorderseite der Verpackung klar und deutlich mit einem Bestätigungs-Haken davor, manchmal findet man nach längerem Suchen in der Kennzeichnung der Nährwerte zwischen kcal- und Kohlenhydrat-Angaben das Stichwort »Gluten = 0«, manchmal ist es ein verschämt kleiner Hinweis irgendwo im Werbetext »... auch für die glutenfreie Ernährung geeignet«.

Die Listen der DZG sind sehr umfangreich und man soll-te sich bereits zu Hause überlegen, welche Produkte ein-gekauft werden sollen und sich dann mehrere geeignete Marken herausschreiben, um dann eine davon auch im Geschäft vorzufinden. Lediglich die speziell für die gluten-freie Ernährung hergestellten diätetischen Lebensmittel sind immer klar und deutlich auf den ersten Blick sichtbar gekennzeichnet.

Glutenfreie diätetische Lebensmittel

Diese gibt es mittlerweile zahlreich und fast überall. Die Produktauswahl umfasst beinahe alle Bereiche und Quali-täten. Es sind neben glutenfreien Broten, Brötchen, Kuchen und Keksen, Backwaren, Teigwaren und Mehlmischungen zum Selbstbacken zahlreiche weitere Lebensmittel auf dem Markt. Es gibt glutenfreie Pizzaböden, Fertigteige, Soßen-pulver, Tiefkühlprodukte und einige Sorten glutenfreies Bier. Auch eine wachsende Zahl an Saisonartikeln zu Weih-nachten oder Ostern werden angeboten. Sogar glutenfreie Hostien für Kommunion oder Abendmahl kann man ein-kaufen.

Woraus bestehen glutenfreie Diätprodukte?

Glutenfreie diätetische Lebensmittel werden aus glutenfreien Ersatzgetreiden und Stärken hergestellt. Glutenfrei von Natur aus sind: Mais, Reis, Buchweizen, Hirse, Amaranth, Teff, Kartoffelstärke und Tapiokastärke (aus der Süßkartoffel Maniok). Aus Mehlen und Flocken dieser Rohstoffe lassen sich glutenfreie Back- und Teigwaren produzieren. Als Ersatz für Gluten enthalten die Produkte häufig Verdickungsmittel wie z.B. Johannisbrotkernmehl oder Guar, Xanthan, Psyllium oder andere Quellstoffe. Diese sollen die wasserbindenden Eigenschaften von Gluten ersetzen. Insbesondere beim Selbstbacken stellt man fest, dass altbewährte herkömmliche Rezepte nicht gut 1:1 mit glutenfreien Mehlen umgesetzt werden können. Spezielle Rezepte und Wissen über die Eigenschaften der glutenfreien Mehle sind erforderlich. Mit etwas Übung gelingt es dann immer besser, alle gewünschten Backwaren auch selbst zu produzieren.

Bezugsquellen

Bezugsquellen für die speziell glutenfrei hergestellten Produkte sind neben dem direkten Versand ab Hersteller und den Reformhäusern und Naturkostläden mittlerweile auch der Supermarkt, Drogeriemärkte, Apotheken und zahlreiche Internet-Shops. Aktionsweise finden Sie glutenfreie diätetische Lebensmittel sogar beim Discounter. Alleine an der Angebotsvielfalt ist zu bemerken, dass wohl immer mehr Menschen auf der Suche nach glutenfreien Lebensmitteln sind. Bioqualität ist bei vielen gefragt neben den zwar glutenfreien, aber für den Ernährungswert weniger günstigen Süßwaren. Es soll möglichst ähnlich schmecken wie gewohnt, Vielfalt und ständige Verfügbarkeit ist gewünscht.

Kosten

Glutenfreie Diätprodukte unterliegen strengen Richtlinien und einer speziellen Sorgfalt bei der Herstellung. Sie werden regelmäßig auf ihre Glutenfreiheit hin überprüft und können nicht in riesigen Chargen hergestellt werden. Daher sind glutenfreie Diätprodukte oft sehr viel teurer als herkömmliche Back- und Teigwaren. Besonders auffällig ist der Preisunterschied bei Mehlmischungen und Teigwaren. Gerade deshalb sollten Sie die Chance nutzen, neben der glutenfreien auch eine allgemein gesündere Auswahl zu treffen. Greifen Sie doch öfter zu unverarbeitetem Obst und Gemüse, verarbeiten Sie frische Rohstoffe, achten Sie auf biologisch einwandfreie Qualität und entscheiden Sie anhand der Zutatenauflistung, die Sie ja ohnehin studieren müssen, über die Auswahl von Produkten mit weniger Zusatzstoffen, wenn Sie die Wahl haben.

Einkaufs-Tipps

Reformhäuser, Supermärkte und Naturkostläden haben mittlerweile fast überall ein Angebot an speziellen diätetischen glutenfreien Lebensmitteln. Häufig sind diese in einem Extraregal zu finden, manches Mal aber auch konsequent bei den entsprechenden glutenhaltigen Produkten einsortiert. Im Reformhaus und bei Naturkostgeschäften finden Sie oft die größte Auswahl zur Erweiterung Ihres Speiseplanes – Lebensmittel des allgemeinen Verzehrs mit »glutenfrei«-Kennzeichnung. Im Supermarkt muss man häufig sehr lange suchen und wird auch nicht in allen Produktsegmenten fündig. Allerdings sind hier die Preise oft günstiger.

Glutenfreies Brot per Versand

Der Hersteller von glutenfreien Frischbroten kann gegenüber dem Supermarkt oder Reformhaus damit aufwarten, tagesfrisches glutenfreies Brot zu versenden. Solche Brote schmecken meist deutlich besser und lassen sich ohne Nachteile auch gut zur Vorratshaltung einfrieren. Gibt man ein bereits haltbar gemachtes Brot (pasteurisiert) in den Tiefkühler, leiden die Konsistenz und der Geschmack nach dem Auftauen doch sehr. (Das ist ungefähr so, als ob man einen Dosenpfirsich einfriert.) Es mutet zwar etwas befremdlich an, sein Brot »per Post« zu beziehen, ist jedoch neben dem Selbstbacken die beste Alternative für frisches Brot. Einige Produzenten glutenfreier Spezialprodukte bieten regional eine Einkaufsmöglichkeit an, die es Betroffenen aus der Umgebung ermöglicht, sogar ganz frische, teilweise noch warme Brote einzukaufen.

Vor Einkäufen von frischen unverpackten glutenfreien Broten und Backwaren im normalen Bäckerladen kann nur gewarnt werden. In einer »normalen« Backstube ist es nur mit sehr großem Aufwand möglich, wirklich glutenfrei zu produzieren. Zu groß ist die Gefahr, dass sich auch größere Spuren des üblicherweise verwendeten Weizenmehls unter die Produkte mischen. Allein die Luft in einer normalen Bäckerei enthält große Anteile von Mehlstaub. Manche Bäckereien bieten aber glutenfreie Diätprodukte an, die verpackt angeliefert und weiterverkauft werden. – Das ist nicht bedenklich.

Beim Einkauf von Wurst gezielt nachfragen

Um die Wurst als Brotbelag zu erwerben, kommt natürlich auch der Metzger um die Ecke in Betracht. Allerdings gibt es bei loser Ware keine Pflicht zur Kennzeichnung. Sie müssen daher immer gezielt nachfragen – oft liegen detaillierte Zutatenlisten vor. Es kommt allerdings auch vor, dass Gluten mit dem Geschmacksverstärker Glutamat verwechselt wird. Glutamat hat nichts mit Gluten zu tun – auch wenn es sich so ähnlich anhört. Bitte sprechen Sie immer den Metzger selbst an, wenn Sie das Gefühl haben, dass sich das Verkaufspersonal nicht gut auskennt. Die gleiche Empfehlung gilt für die Eisdiele oder den Einkauf von Salaten und anderen Feinkostartikeln an der Frischtheke.

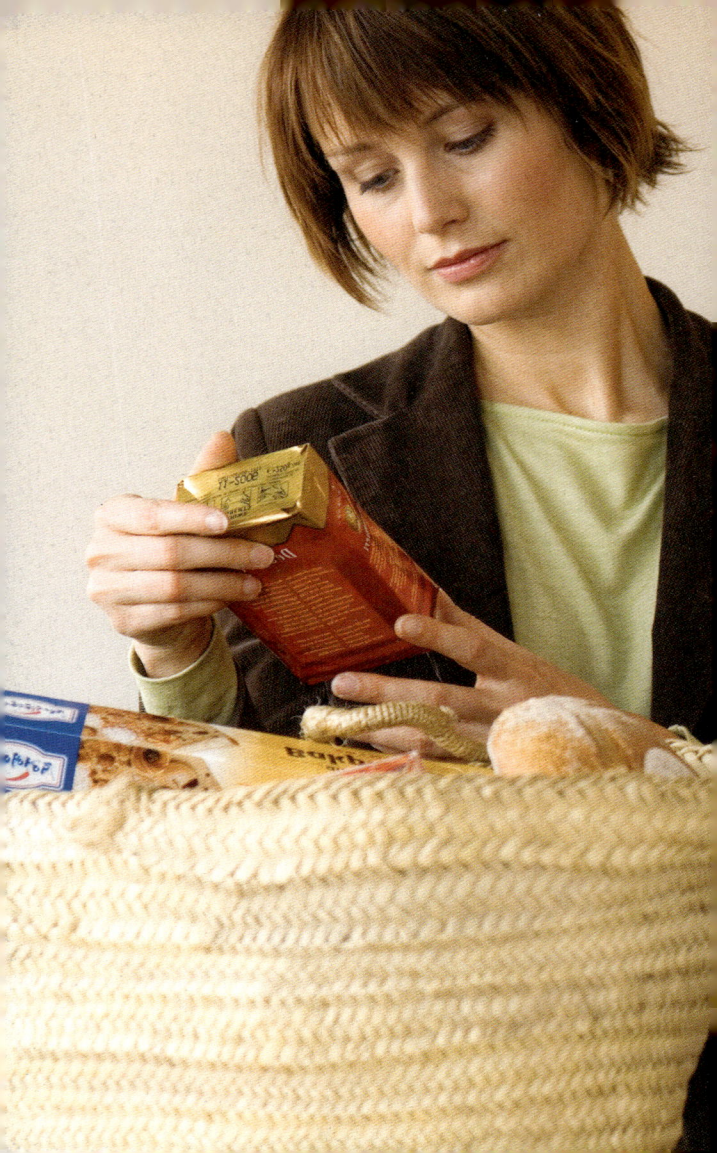

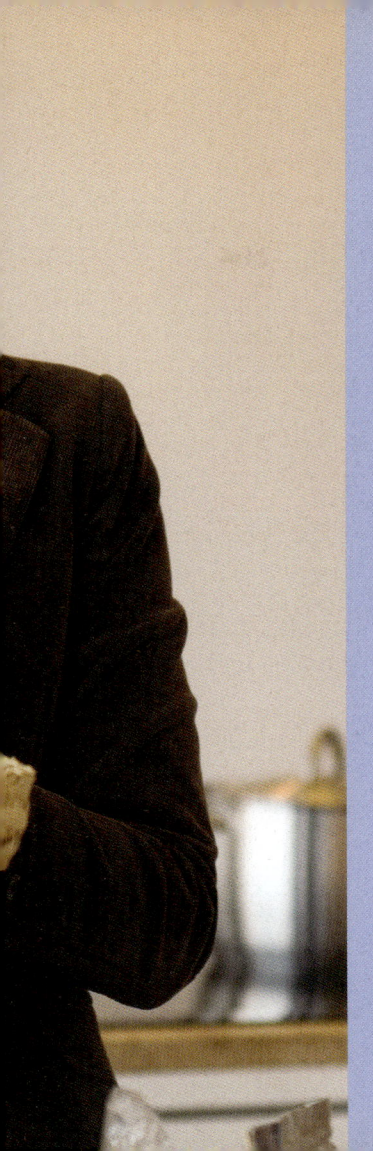

Einkaufs-Tabellen

In den folgenden Einkaufstabellen finden Sie eine Auswahl aller wichtigen Lebensmittel, deren Eignung für eine glutenfreie Ernährung bewertet wird. Damit Sie schnell fündig werden, sind die Lebensmittel in Produktgruppen eingeteilt. Enthält das herkömmlich hergestellte Produkt Gluten, nennt die Tabelle glutenfreie Alternativen, damit Sie sich vielfältig, abwechslungsreich und ganz nach Ihrem Geschmack ernähren können.

So lesen Sie die Tabellen

Die Lebensmittelindustrie bietet mittlerweile ein derart reiches Angebot an glutenfreien Produkten, dass es nicht möglich ist, ein komplettes Listenwerk zu erstellen, das dennoch in die Handtasche passt. Daher musste die Auswahl für diesen Einkaufs-Führer etwas eingeschränkt werden. Zudem wäre auch eine ständige Aktualisierung erforderlich, die kontinuierlichen Kontakt zu vielen Firmen erfordert. Eine wichtige Quelle für umfangreichere Listen bietet die schon genannte DZG, die jährlich aktualisierte Zusammenfassungen von Herstellerauskünften herausgibt. Während des Jahres wird auf Änderungen in der alle drei Monate erscheinenden Mitgliederzeitschrift der DZG aufmerksam gemacht.

Sie können selbstverständlich den Produzenten Ihrer Lieblingsprodukte auch selbst fragen, ob diese glutenfrei hergestellt werden. Oft erhalten Sie bereitwillig Auskunft, teils auch mit dem Hinweis auf eine mögliche Spuren-Kontamination, wie bereits beschrieben. Oft erhalten Sie aber auch zur Absicherung die Bestätigung, dass die Zutatenlisten korrekt und sorgfältig von den Firmen erstellt wurden. Das bereichert Ihre mögliche Lebensmittelauswahl natürlich sehr.

Bitte kontrollieren Sie beim Einkauf selbst grundsätzlich das Etikett, denn Lebensmittelzusammensetzungen und -aufdrucke können sich täglich ändern.

Die Bewertung

In den vorliegenden Tabellen finden Sie nach Warengruppen sortiert Lebensmittelbeispiele, die natürlicherweise glutenfrei sind, Gluten enthalten könnten oder sicher enthalten und darauf folgend Beispiele mit Herstellerangabe von Produkten, die glutenfrei gekennzeichnet sind.

Die erste Spalte bewertet

- mit einem grünen Punkt (🟢) geeignete, von Natur aus glutenfreie Produkte oder solche, die speziell glutenfrei gekennzeichnet sind,
- mit einem gelben Punkt (🟡) Produkte, die möglicherweise Gluten enthalten,
- mit einem roten Punkt (🔴) Produkte, die nicht geeignet sind.

In der zweiten Spalte wird das Lebensmittel genannt, die dritte Spalte nennt evtl. den Hersteller und in Klammern die Bezugsquelle nach folgenden Abkürzungen:

- DV = Direktbezug beim Hersteller
- R = Reformhaus
- N = Naturkostgeschäft (Bioladen)
- S = Supermarkt, Drogerie oder Discounter
- IS = Internetshop

Für Produktgruppen, die ein Risiko auf Glutenhaltigkeit haben, finden Sie in der dritten Spalte einen Hinweis, wodurch dieses Risiko entsteht.

EINKAUFS-TABELLEN

Getreide und was daraus gemacht wird

Genau diese Lebensmittelgruppe stellt das Hauptproblem für Sie dar. Sie finden daher in dieser Kategorie auch Beispiele diätetischer Lebensmittel, die speziell für Sie hergestellt werden. Eine Adressliste der Hersteller von glutenfreien diätetischen Lebensmitteln finden Sie im Serviceteil. Oft ist die Angebotspalette viel größer, als man sie im Laden vorfindet. Da aber auch die Unterschiede im Geschmack gerade bei glutenfreien Broten, Back- und Teigwaren besonders stark ausfallen, lohnt es sich, vieles auszuprobieren. Dann lässt sich leichter eine Auswahl echter Lieblingsprodukte finden.

Getreide, Flocken, Mehle und Stärkeprodukte

Bewertung	Lebensmittel	Hersteller, mögliche Glutenquellen
🔴	Weizenmehl, alle Typen	von Natur aus glutenhaltig
🔴	Roggenmehl	von Natur aus glutenhaltig
🔴	Dinkelmehl	von Natur aus glutenhaltig
🔴	Haferflocken	von Natur aus glutenhaltig
🟢	Buchweizen, ganz	bitte auf fremde Körner kontrollieren
🟡	Buchweizengrütze	Kontaminationsgefahr durch die Vermahlung und evtl. Anteil von Fremdgetreide
🟡	Buchweizenmehl	Kontaminationsgefahr durch die Vermahlung und evtl. Anteil von Fremdgetreide
🟢	Buchweizenmehl	Neuform (R)

Bewer-tung	Lebensmittel	Hersteller, mögliche Glutenquellen
🟡	Buchweizenflocken	Kontaminationsgefahr durch die Verarbeitung und evtl. Anteil von Fremdgetreide
🟢	Buchweizenflocken	Werz (DV, N, R)
🟢	Amaranth, ganz	alle Hersteller
🟡	Amaranth, gepufft	Kontaminationsgefahr durch die Verarbeitung und evtl. Anteil von Fremdgetreide
🟢	Amaranth, gepufft	Alnatura (N, S)
🟢	Hirse, ganz	alle Hersteller
🟡	Hirseflocken	Kontaminationsgefahr durch die Vermahlung und evtl. Anteil von Fremdgetreide
🟢	Hirseflocken	Werz (DV, N, R)
🟡	Hirsemehl	Kontaminationsgefahr durch die Vermahlung und evtl. Anteil von Fremdgetreide
🟢	Vollkornhirsemehl	Werz (DV, N, R)
🟢	Reis, ganz	alle Hersteller
🟡	Reismehl	Kontaminationsgefahr durch die Vermahlung und evtl. Anteil von Fremdgetreide
🟢	Reismehl	Bauckhof (N), neuform (R), Minderleinsmühle (DV, R), Hammermühle (DV)
🟡	Reisflocken	Kontaminationsgefahr durch die Verarbeitung
🟢	Reisflocken	Werz (N), reis-fit (S), Milupa (S)
🟡	Reisgrieß	Kontaminationsgefahr durch die Verarbeitung
🟢	Reisgrieß	Dittmer (DV), Werz (N, R)
🟢	Reiskleie	Werz (N, R)

EINKAUFS-TABELLEN

41

Getreide und was daraus gemacht wird

Bewertung	Lebensmittel	Hersteller, mögliche Glutenquellen
🟢	Kastanienmehl	Hammermühle (DV, S)
🟢	Teffmehl	3 Pauly (R, IS), Coeliamo (IS)
🟡	Sojamehl	Kontaminationsgefahr durch die Verarbeitung
🟢	Sojamehl	Hensel (R), Sobo (N)
🟡	Sojaflocken	Kontaminationsgefahr durch die Verarbeitung
🟢	Sojaflocken	Pural (N)
🟢	Kichererbsenmehl	Govindas Naturkost (N)
🟢	Quinoa, ganz	
🟢	Kartoffelstärke, -mehl	Küchenmeister (S), Bauckhof (N)
🟡	Maismehl	Kontaminationsgefahr durch die Vermahlung
🟢	Maismehl	Hammermühle (DV)
🟡	Maisgrieß	Kontaminationsgefahr durch die Vermahlung
🟢	Bio-Maisgrieß	Neuform (R)
🟡	Maisstärke	Kontaminationsgefahr durch die Verarbeitung und Abfüllung
🟢	Maisstärke	Alnatura (S), Mondamin (S)
🟢	Speisestärke	Bauckhof (N), Küchenmeister (S)
🟢	glutenfreie Mehlmischungen, div. Sorten	Hersteller glutenfreier Lebensmittel – Liste siehe Anhang (DV, R, N, S, IS)
🟢	glutenfreie Spezialbackmischungen für Brote, Pfannkuchen, Waffeln und andere spezielle Gebäcke	Hersteller glutenfreier Lebensmittel – Liste siehe Anhang (DV, R, N, S, IS)

Bewer-tung	Lebensmittel	Hersteller, mögliche Glutenquellen
🟢	glutenfreie Back-mischungen für schnelle Brote ohne Hefe	Aurora (S), Bauckhof (N)
🟢	glutenfreie Back-mischungen für die Mikrowelle	Lhiams (IS)

Weitere Zutaten zum Selbstbacken

Bewer-tung	Lebensmittel	Hersteller, mögliche Glutenquellen
🟡	Backpulver	Kontaminationsgefahr durch die Verarbeitung und Abfül-lung; evtl. glutenhaltige Wei-zenstärke als Zutat
🟢	weinsteinsaures Backpulver	Alnatura (S), gut & gerne (S), Natura (R)
🟢	frische Backhefe	
🟡	Trockenbackhefe	Kontaminationsgefahr durch Verarbeitung und Abfüllung
🟢	Trockenbackhefe	Vitam (R), Minderleinsmühle (DV)
🔴	Trockensauerteig	herkömmlicher Trockensauer wird auf Roggenbasis erzeugt
🟢	glutenfreier Trockensauerteig	Hammermühle (DV)
🔴	Backferment	herkömmliches Backferment wird auf Basis von glutenhalti-gem Getreide erzeugt
🟢	Spezial-Hirse-Backferment	Sekowa (N, R)
🟢	Pfeilwurzelmehl	Arche (N)
🟢	Guarkernmehl	Arche (N)

EINKAUFS-TABELLEN

Bewertung	Lebensmittel	Hersteller, mögliche Glutenquellen
🟢	Johannisbrotkernmehl	Werz (N, R)
🟢	pflanzliches Bindemittel, z. B. Thobin, Bindobin, Binde-Fix Backen, Nestargel	Vision (S), Nestle (S), Natura (R), Vita Vegan (N)
🟢	Backhilfe (Lecithin)	Querfood (IS)
🟡	Tortenguss	Kontaminationsgefahr durch die Verarbeitung und Abfüllung; evtl. glutenhaltige Zutaten zurzeit kein glutenfrei gekennzeichnetes Produkt im Handel gefunden – obgleich viele Zutatenlisten keinen Hinweis auf Gluten enthalten
🟡	Vanillezucker	Kontaminationsgefahr durch die Verarbeitung und Abfüllung zurzeit kein glutenfrei gekennzeichnetes Produkt im Handel gefunden – obgleich viele Zutatenlisten keinen Hinweis auf Gluten enthalten Sie können alternativ reine Bourbon-Vanille verwenden oder Vanillemark aus der Schote
🟡	Puddingpulver	Kontaminationsgefahr durch die Verarbeitung und Abfüllung; evtl. glutenhaltige Weizenstärke als Zutat
🟢	Puddingpulver, diverse Sorten	Alnatura (S), Arche (N), Bauckhof (N), Byodo (N), NaturCompagnie (N)

Bewer-tung	Lebensmittel	Hersteller, mögliche Glutenquellen
🟡	Füllungen für Gebäcke	Kontaminationsgefahr durch die Verarbeitung und Abfüllung; evtl. glutenhaltige Zutaten zurzeit kein glutenfrei gekennzeichnetes Produkt im Handel gefunden
🟡	Kuvertüre, Glasuren	Kontaminationsgefahr durch die Verarbeitung und Abfüllung; evtl. glutenhaltige Zutaten zurzeit kein glutenfrei gekennzeichnetes Produkt im Handel gefunden – obgleich viele Zutatenlisten keinen Hinweis auf Gluten enthalten
🟡	Gebäck-Deko-Artikel	Kontaminationsgefahr durch die Verarbeitung und Abfüllung; evtl. glutenhaltige Zutaten zurzeit kein glutenfrei gekennzeichnetes Produkt im Handel gefunden

EINKAUFS-TABELLEN

Brot, Brötchen & Co.

Bewer-tung	Lebensmittel	Hersteller, mögliche Glutenquellen
🔴	herkömmliche Brote aus Weizen-, Dinkel- und Roggenmehl – alle Sorten	glutenhaltiges Getreide als Zutat
🔴	herkömmliches Toastbrot	glutenhaltiges Getreide als Zutat

45

Bewertung	Lebensmittel	Hersteller, mögliche Glutenquellen
🔴	Brötchen aus Weizen-, Dinkel- und Roggenmehl – alle Sorten	glutenhaltiges Getreide als Zutat
🔴	Croissant	glutenhaltiges Getreide als Zutat
🔴	herkömmliches Knäcke- und Knusperbrot	glutenhaltiges Getreide als Zutat
🟢	glutenfreie Weißbrote (z. B. Römischer Weißbrot-Kipf, Baguette, Ciabatta, Pfälzer Weißbrot, Sandwich-Brot …)	Hersteller glutenfreier Lebensmittel – Liste siehe Service (DV, R, N, S, IS)
🟢	glutenfreie Mischbrote (z. B. Kastanienbrot, Teff-Brot, Landbrot, Steinofenbrot, Sauerteigbrot etc.)	Hersteller glutenfreier Lebensmittel – Liste siehe Service (DV, R, N, S, IS)
🟢	glutenfreie Vollkornbrote (z. B. Vollwert-Schwarzbrot, Fitnessbrot, Vitalbrot, Winzerbrot etc.)	Hersteller glutenfreier Lebensmittel – Liste siehe Anhang (DV, R, N, S, IS)
🟢	Reisbrot	Pema (S)
🟡	Reiswaffeln	wenn Dinkel oder andere glutenhaltige Getreide enthalten sind
🟢	Reiswaffeln	Alnatura (S), Delvita (S), Seitz (S), Byodo (N)
🟢	Maiswaffeln	gut & gerne (S)

Bewer-tung	Lebensmittel	Hersteller, mögliche Glutenquellen
🟢	glutenfreie Brötchen und Laugengebäcke z. B. Schnittbrötchen, Kaiserbrötchen, Krustenbrötchen, Körnerbrötchen, Hamburger-Bröt-chen, Baguette-Brötchen (frisch, pasteurisiert oder tiefgekühlt)	Hersteller glutenfreier Lebens-mittel – Liste siehe Anhang (DV, R, N, S, IS)
🟢	glutenfreie Crois-sants, gefüllt und ungefüllt (auch tiefgekühlt)	Hersteller glutenfreier Lebens-mittel – Liste siehe Anhang (DV, R, N, S, IS)
🟢	glutenfreie Knusper- und Waffelbrote (z. B. leicht & locker, Snackers, Blumen-brot, crisp & cross, Diät-Filinchen)	Hersteller glutenfreier Lebens-mittel – Liste siehe Anhang (DV, R, N, S, IS)
🔴	Weizen- und Dinkel-Zwieback	glutenhaltiges Getreide als Zutat
🟢	glutenfreier Zwieback	Hersteller glutenfreier Lebens-mittel – Liste siehe Anhang (DV, R, N, S, IS)
🟢	glutenfreie Knäckebrote	Hersteller glutenfreier Lebens-mittel – Liste siehe Anhang (DV, R, N, S, IS)
🟢	Wasa glutenfrei	Wasa (S)
🟢	Delisenza Gourmet Crispbread (gluten-freies Knäckebrot) mehrere Sorten	Dr. Karg glutenfrei (R, S)

Bewer-tung	Lebensmittel	Hersteller, mögliche Glutenquellen
🟢	glutenfreie Toast-brote und Sand-wichbrote	Hersteller glutenfreier Lebens-mittel – Liste siehe Anhang (DV, R, N, S, IS)

Müsli & Co

Bewer-tung	Lebensmittel	Hersteller, mögliche Glutenquellen
🔴	Flockenmischungen aus Hafer, Roggen, Dinkelflocken	glutenhaltiges Getreide als Zutat
🔴	herkömmliche Müslimischungen aller Art	glutenhaltiges Getreide als Zutat
🔴	Frühstücks-Cereali-en (wie z. B. Smacks, Pops, Crunchies)	wenn sie Anteile von glutenhal-tigem Getreide enthalten oder Gerstenmalz
🟡	Cornflakes	oft Gerstenmalz als Zutat
🟢	Cornflakes	Schneekoppe (S), Seitz (S), 3 Pauly (R, IS), Davert (N), Minderleinsmühle (DV), Hammermühle (DV), Glutano (S)
🟢	glutenfreie Früchte-Müsli-Mischungen diverse Sorten	Hammermühle (DV, S), Seitz (S), Schneekoppe (S), Minder-leinsmühle (DV, R), Dr. Schär (R, S)
🟢	glutenfreie Schoko-Müsli-Mischungen	Hammermühle (DV, S), Min-derleinsmühle (DV, R), 3 Pauly (R, IS)
🟢	glutenfreie Schoko-pops	Glutano (S), Hammermühle (DV, S),
🟢	Milly Magic Pops in Buchstabenform	Dr. Schär (S, R)
🟢	glutenfreie Honig-Crunchies	Hammermühle (DV, S)

Bewer-tung	Lebensmittel	Hersteller, mögliche Glutenquellen
🟢	glutenfreie Schoko-Kissen	3 Pauly (R, IS)
🟢	Remiga Maiskugeln	Remiga (S)
🟢	Quinoa- und Amaranthpops	Werz (N, R)
🟢	Erdmandelflocken	Werz (N, R), Govindas Natur-kost (N), Chufas (R)

Pasta & Pizza

Bewer-tung	Lebensmittel	Hersteller, mögliche Glutenquellen
🔴	alle herkömmlichen Weizenteigwaren mit und ohne Ei; Sojanudeln mit Weizenanteil, Buch-weizennudeln mit Weizenanteil	glutenhaltiges Getreide als Zutat
🔴	herkömmliche Gnoc-chi, Kartoffel- oder Schupfnudeln	glutenhaltiges Getreide als Zutat
🔴	herkömmliche ge-füllte Teigwaren wie z. B. Maultaschen, Ravioli, Lasagne	glutenhaltiges Getreide als Zutat
🟢	glutenfreie Nudeln in zahlreichen Sorten und Ausfor-mungen	Hersteller glutenfreier Lebens-mittel – Liste siehe Anhang (DV, R, N, S, IS)
🟢	glutenfreie Ravioli	DS-Tiefkühlfood (S)
🟢	glutenfreie Gnocchi	Farabella (IS)
🟢	glutenfreie Lasagne	DS-Tiefkühlfood (S)
🟢	Maisnudeln	Magyar (IS)

EINKAUFS-TABELLEN

Bewer-tung	Lebensmittel	Hersteller, mögliche Glutenquellen
🟢	Reisnudeln	Rushin (N), Orgran (IS), Probios (N, IS)
🔴	herkömmliche Piz-zaböden, belegte TK-Pizza, Fertigteige auf Basis von Wei-zen- oder Dinkel-mehl	glutenhaltiges Getreide als Zutat
🟢	TK-Pizza, belegt	DS-Tiefkühl-Food (S), Pandea (S)
🟢	Pizzaboden, vorge-backen	Hammermühle (DV), Dr. Schär (S, R), Sibylle-Diät (R)

Frisch & knackig

Naturbelassenes Obst und Gemüse ist immer glutenfrei. Das gilt auch für die tiefgekühlte Variante, sofern keine weiteren Zusätze zum Würzen oder Veredeln enthalten sind. Auch Kartoffeln pur sind von Natur aus glutenfrei. Das Gleiche gilt für unbehandelte Nüsse und Saaten. Trockenfrüchte können z. B. mit Mehl oder Stärke bestäubt sein. Eingelegte Sauergemüse und Gemüsekonserven in klarer Brühe gelten landläufig als glutenfrei. Im Supermarkt findet man jedoch keine Sorten, die auch als glutenfrei gekennzeichnet sind. Daher meine allgemeine Empfehlung: Auf Frisches oder tiefgekühlte Ware zurückgreifen. Frisches oder tiefgekühltes Obst und Gemüse ist sowieso reicher an Vitaminen und Vitalstoffen und schmeckt viel besser als solches aus Dose oder Glas.

Obst, Obstprodukte, Trockenfrüchte

Bewertung	Lebensmittel	Hersteller, mögliche Glutenquellen
🟢	Obst, alle Sorten, frisch oder tiefgekühlt ohne weitere Zusätze	
🟢	Obstgläschen für Babys	diverse Hersteller für Babykost (S, N, R)
🟢	Fruchtpüree in Portionen (z. B. Fruchtpause, Feine Früchte, NaturNes)	diverse Hersteller für Babykost (S, N, R)
🟡	Obstkonserven	Wenn in der Zutatenliste nichts außer Wasser und Süßungsmittel angegeben ist, eigentlich glutenfrei – aber nicht so gekennzeichnet
🟡	Trockenfrüchte (Rosinen & Co)	Kontamination bei Abfüllung möglich

zurzeit kein glutenfrei gekennzeichnetes Produkt im Handel gefunden

zur Sicherheit Rosinen vor der Verwendung mit heißem Wasser abspülen |
| 🟡 | schokolierte Trockenfrüchte | Kontamination möglich bzw. glutenhaltige Zutaten

zurzeit kein glutenfrei gekennzeichnetes Produkt im Handel gefunden |

Gemüse, Kräuter, Pilze, Hülsenfrüchte

Bewer-tung	Lebensmittel	Hersteller, mögliche Glutenquellen
🟢	Gemüse, alle Sorten, frisch oder tiefgekühlt, ohne weitere Zusätze	
🟢	Hülsenfrüchte, alle Sorten, frisch oder getrocknet, ohne weitere Zusätze	
🟢	Kräuter, alle Sorten, frisch, tiefgekühlt oder getrocknet, ohne weitere Zusätze	
🟢	Pilze, alle Sorten, frisch, tiefgekühlt oder getrocknet, ohne weitere Zusätze	
🟡	Tiefkühl-Gemüse-Zubereitungen mit Soße oder Gewürzen	z.B. Rahmgemüse, Pfannengemüse etc. – evtl. glutenhaltige Zutaten oder mögliche Kontamination
🟡	Gemüsekonserven	wenn in der Zutatenliste nicht mehr als Wasser und Salz angegeben ist, eigentlich glutenfrei – aber nicht so gekennzeichnet
🟡	Tomatenzubereitungen im Tetrapack	sofern keine anderen Zutaten als Tomaten und Salz aufgeführt sind, eigentlich glutenfrei – aber nicht so gekennzeichnet

Kartoffeln und Kartoffelprodukte

Bewer-tung	Lebensmittel	Hersteller, mögliche Glutenquellen
🟢	Kartoffeln, roh, als Salzkartoffeln oder Pellkartoffeln gekocht	
🟢🟡	Tiefkühl-Pommes-Frites, die aus Kartoffeln geschnitten und vorfrittiert sind, ohne weitere Zutaten und Gewürze	Achtung! Wenn in einer Fritteuse zubereitet wird, in der auch panierte Produkte ausgebacken werden (Imbiss/Restaurant) – Kontaminationsgefahr!
🟡	Tiefkühl-Pommes-Frites aus Kartoffelteig	evtl. glutenhaltige Zutaten

Achtung! Wenn in einer Fritteuse zubereitet wird, in der auch panierte Produkte ausgebacken werden (Imbiss/Restaurant) – Kontaminationsgefahr! |
| 🟡 | Herzogin-Kartoffeln/Kartoffel-kroketten | evtl. glutenhaltige Zutaten

Achtung! Wenn in einer Fritteuse zubereitet wird, in der auch panierte Produkte ausgebacken werden (Imbiss/Restaurant) – Kontaminationsgefahr! |
🟡	Schupfnudeln/Kartoffelnudeln	meist glutenhaltige Zutaten
🟡	Gnocchi	meist glutenhaltige Zutaten
🟢	Gnocchi/Spinat-gnocchi	Farabella (IS)
🟡	Kartoffelpüree-pulver	evtl. glutenhaltige Zutaten; evtl. Kontamination beim Mischen und Abfüllen

EINKAUFS-TABELLEN

53

Bewertung	Lebensmittel	Hersteller, mögliche Glutenquellen
🟡	Kartoffelpuffer, Reibekuchen, tiefgekühlt oder als Pulver zum Anrühren	evtl. glutenhaltige Zutaten
🟡	Kartoffelklöße	evtl. glutenhaltige Zutaten
🟢	Knödel halb + halb	Globus Eigenmarke (S), Werner's (IS), Bruno Fischer (N)
🟢	rohe Klöße	Globus Eigenmarke (S)
🟢	Kartoffelpüreepulver	Globus Eigenmarke (S), Werner's (IS), Holo (R), Bruno Fischer (N)
🟢	Kartoffelpufferpulver zum Anrühren	Werner's (IS), Bruno Fischer (N)
🟢	Dreikornpuffer	Bauckhof (N)
🟢	Kartoffelflocken	Magyar (IS), Hanneforth (DV)

Nüsse und Saaten

Bewertung	Lebensmittel	Hersteller, mögliche Glutenquellen
🟢	alle Nüsse, pur und ohne weitere Zusätze (Haselnüsse, Erdnüsse, Walnüsse, Mandeln, Cashewkerne, Kokosnuss, Pekannüsse, Pinienkerne, Pistazien etc.)	

Bewer-tung	Lebensmittel	Hersteller, mögliche Glutenquellen
🟢	Ölsaaten wie Sonnenblumenkerne, Sesam, Leinsamen, Kürbiskerne, Sojakerne, pur und ohne weitere Zusätze	
🟡	gemahlene Nuss- und Mandelkerne	in seltenen Fällen können diese durch die Vermahlung kontaminiert sein
🟢	Kokosmehl	Werz (N, R)
🟡	geröstete, gewürzte Nusskerne, alle Sorten	evtl. glutenhaltige Zutaten
🟢	Soja-, Mungbohnen und Alfalfasprossen	
🟡	Sprossen-Saatmischungen	es könnte Weizen- oder Dinkelsaat enthalten sein
🟢	Erdmandelflocken	Werz (N, R), Govindas Naturkost (N), Chufas (R)
🟢	Kastanienmehl/ Edelkastanienmehl	Hammermühle (DV), (R)

EINKAUFS-TABELLEN

Zum Kochen und Verfeinern

Ohne Würzmittel – sauer, süß oder pikant – lässt es sich schlecht schmackhaft kochen. In der Babynahrung mag ungewürzt ja noch notwendig sein, aber nach dem ersten Lebensjahr wird Essen durch ausgewogenes Würzen erst zum richtigen Genuss. Leider gibt es gerade in diesem Lebensmittelbereich zahlreiche Produkte, die nicht unbedingt glutenfrei sind. Greift man zum Würzen nur auf Salz, Zucker, Zitronensaft und Kräuter zurück, stellt sich das Problem nicht – aber schon ein »normales« Brühpulver kann glutenhaltig sein. Ebenso Würzmischungen wie Currypulver oder die beliebten Fix-Produkte. Da heißt es, fix aufpassen und genau hinsehen. Mit der Zeit ist die Auswahl im Schrank neben dem Kochherd dann jedoch genauso groß wie bisher.

Gewürze und Würzmittel

Bewertung	Lebensmittel	Hersteller, mögliche Glutenquellen
🟢	reine Kräuter, frisch, tiefgekühlt oder getrocknet	
🟢	Salz, auch mit Jod oder Fluor angereichert	
🟡	Essig	glutenfrei, sofern er nicht mit Malz dunkel gefärbt ist – siehe Zutatenliste habe kein glutenfrei gekennzeichnetes Produkt im Handel entdeckt

Bewertung	Lebensmittel	Hersteller, mögliche Glutenquellen
🟡	Brühextrakte oder -würfel für Fleisch- und Gemüsebrühe	evtl. glutenhaltige Zutat (Würze auf Weizeneiweißbasis)
🟢	klare Gemüsebrühe	Seitz (S), Natur-Compagnie (N), Cenovis (R)
🟢	Gemüsebrühe & Würze	Alnavit (S)
🟢	klare Suppe	Erbacher (S), Seitenbacher (S)
🟢	Feinwürzmittel	Seitz (S), Cenovis (R)
🟡	Senf	evtl. Kontamination bei der Verarbeitung der Senfsaat (eher unwahrscheinlich)
🟢	Senf	Zwergenwiese (N, R)
🟢	Bio-Senf	Steck (S)
🟡	Ketchup	evtl. glutenhaltige Zutaten bei Gewürzen und Aromen
🟢	Kinderketchup	Zwergenwiese (N, R)
🟢	Kids Tomatenketchup	Heinz (S)
🟢	Mc Donald-Ketchup	Develey (S)
🟢	Tomatenketchup	Sunred (S)
🟢	Tomatenmark	sofern es nur aus Tomatenmark und Salz besteht
🟡	Sojasauce	die scharfe Sojasauce Shoyu ist immer mit Weizen hergestellt
🟢	Tamari – süße Soja Sauce (eher indonesische Art)	Lima (N, IS), Yaks (N), Arche (N)

Bewer-tung	Lebensmittel	Hersteller, mögliche Glutenquellen
🟡	Gewürzmischungen und Gewürzsalze	insbesondere Vorsicht bei Currypulver, Lebkuchengewürz evtl. glutenhaltige Trägerstoffe oder Kontaminationsgefahr beim Mischen und Abfüllen
🟢	Bio-Grillgewürz	Seitz (S)
🟢	Nebona Bio-Gourmet Gewürz-mischungen für Bio-Arrabiata Pesto, Bio-Bärlauch Rosso, Bio-Bruschetta-Pesto	Nebona (N)
🟢	Herbamare Gewürz-salze, z. B. Asia, Italia	A. Vogel (N, R)
🟡	Fix-Produkte für schnelle Soßen	evtl. glutenhaltige Zutaten oder Kontaminationsgefahr beim Mischen und Abfüllen
🟢	Fix für Gulasch, Chinapfanne oder Gyrospfanne	Natur Compagnie (N)
🟢	Hackfleisch-Fix	Hammermühle (DV)
🟢	Bio-Fix für Pasta Schuta	Beltane Naturkost (S)
🟢	Chili con carne – Würzmischung	Vision (S)
🟢	braune Soße	Seitenbacher (S)
🟢	vegetarische Bratensauce	Vitam (R)
🟢	Delikatess Braten-sauce	Hammermühle (DV)
🟢	Bratensauce	Seitz (S)

Bewer-tung	Lebensmittel	Hersteller, mögliche Glutenquellen
🔴	Röstzwiebeln	werden mit Weizenmehl angebraten
🟢	glutenfreie Röst-zwiebeln	Hanneforth (DV, IS)
🟢	Easy Gourmet Gewürzmühlen: Hot Mexican, Marrakesch, Wild-Pilzgewürz, Lemon-Pepper, Geflügel, Pizza & Pasta	Easy-Gourmet (S)
🟢	Gewürz-Salze: Lemon & Dill, Salat	Easy-Gourmet (S)
🟢	Curry-Mühle Gewürzmischung ganze Körner	Kotanyi (S)
🟢	Salatfein bio	Interplaning GmbH (IS)

Fertige Soßen im Glas

Bewer-tung	Lebensmittel	Hersteller, mögliche Glutenquellen
🟡	fertige Soßenzube-reitungen im Glas	können über Gewürze, Aromen oder durch Kontamination glutenhaltig sein
🟢	Fleischfonds, diverse Sorten	Vision (S)
🟢	Reis- und Nudel-sauce Curry	Zwergenwiese (N, R)
🟢	Tomatensoße	Zwergenwiese (N, R)
🟢	Gemüse-Bolognese	Zwergenwiese (N, R)
🟢	Pfeffersauce	Zwergenwiese (N, R)

EINKAUFS-TABELLEN

Bewertung	Lebensmittel	Hersteller, mögliche Glutenquellen
🟢	Tomatensauce fein	Bruno Fischer (N, IS)
🟢	Ratatouille	Buno Fischer (N, IS)
🟢	Reis- u. Nudelsauce mexikanisch	Albgold (S)

Süßungsmittel

Bewertung	Lebensmittel	Hersteller, mögliche Glutenquellen
🟢	Zucker, flüssige Süßstoffe, Honig, Sirup, Stevia, Apfel- und Birnendicksaft, Reissirup, Melasse, Ursüße	von Natur aus glutenfrei
🟡	Dekor- oder Puderzucker	könnte glutenhaltige Zusätze haben derzeit keine glutenfrei gekennzeichneten Zuckerprodukte im Handel

Weitere Hilfsmittel zum Kochen

Bewertung	Lebensmittel	Hersteller, mögliche Glutenquellen
🔴	Panier-, Semmel- oder Mutschelmehl	wird üblicherweise aus glutenhaltigem Brot hergestellt
🟢	glutenfreies Paniermehl	Hammermühle (DV), Dr. Schär (S, R), Minderleinsmühle (DV, R)
🟢	4-Korn-Brösel	Werz (N,R)
🟢	Semmelbrösel	Magyar (IS)
🟢	Rübenballaststoff	Hammermühle (DV)

Für die schnelle Küche

Geht man dieses Thema beim normalen Einkauf im Supermarkt an, wird die Enttäuschung groß sein. Es gibt fast keine der »großen« Hersteller im Bereich der Fertiggerichte, die etwas ohne bewusst zugegebene glutenhaltige Zutat im Programm haben. Wenn dann doch etwas entdeckt wird, sind diese Produkte meist mit dem Zusatz »kann Spuren von Gluten enthalten« versehen und schon gar nicht als glutenfrei deklariert. Einkäufe im Reformhaus oder Bioladen sind da schon vielversprechender. Auch bei Internetshops, die sich auf glutenfreie Produkte spezialisiert haben, findet man eine größere Auswahl. Einige glutenfrei deklarierte Produkte finden Sie in der folgenden Tabelle.

Glutenfreie Suppen und Fertiggerichte

Bewertung	Lebensmittel	Hersteller
🟢	Fixe Tasse Kartoffelsuppe	Natur-Compagnie (N)
🟢	Buchweizensuppe	Natur-Compagnie (N)
🟢	Broccoli-Creme-Suppe	Vision (S)
🟢	Champignon-Cremesuppe	Cenovis (R)
🟢	Zwiebelsuppe	Cenovis (R)
🟢	Gourmet-Gemüse-Cremesuppe	Gefro (DV)
🟢	Kartoffelsuppe nach Hausfrauenart	Interplaning (IS)
🟢	Tello Wellness Gemüse-Cremesuppe	Interplaning (IS)
🟢	Erbseneintopf	Evers (N)

Bewer-tung	Lebensmittel	Hersteller
🟢	Linseneintopf	Evers (N)
🟢	mexikanischer Bohneneintopf	Evers (N)
🟢	Liesel's Küchen-zauber – diverse Eintopfkonserven	Sugra GmbH (DV, IS)
🟢	Nudelfertiggerichte, z. B. Pasta presto Tomate, Pasta presto Funghi	Hammermühle (DV)
🟢	Spaghetti mit Toma-tenpesto	Seitz (S)

Glutenfreie Tiefkühl-Fertiggerichte

Bewer-tung	Lebensmittel	Hersteller
🟢	Smilies: glutenfreie gefüllte Teigtaschen	DS-Tiefkühlfood (S)
🟢	glutenfreie Canne-loni mit Bolognese-Soße	Pandea (S)
🟢	glutenfreie Lasagne	Pandea (S), DS-Tiefkühlfood (S)
🟢	glutenfreie Ravioli	DS-Tiefkühlfood (S)
🟢	glutenfreie Blätter-teigtörtchen mit Gemüse	Pandea (S)
🟢	glutenfreie Pizza Margherita und Salami	DS-Tiefkühlfood (S), Pandea (S)

... und was Süßes zum Dessert

Einfach drauflos schlemmen geht nun nicht mehr – bitte passen Sie gut auf, wenn Sie zum Dessert gelangen. Häufig vermutet man keine glutenhaltige Zutat, die sich z.B. auch im Eis von der Eisdiele oder dem Eiswagen verstecken kann. Ich persönlich hatte für diesen Fall ein sehr genaues Interview mit unserem Eislieferanten, der mir schließlich die Verpackung des Grundpulvers mit genauer Deklaration mitbrachte. – Trotzdem kann eine Kontamination durch Waffelbrösel oder den Portionslöffel nie ganz ausgeschlossen werden. – Das Restrisiko liegt bei jedem Betroffenen.

Glutenfreie Desserts

Bewertung	Lebensmittel	Hersteller
🟢	Puddingpulver zum Kochen (Vanille, Schoko, Mandel)	Alnatura (S), Pural (N, IS), Byodo (N), Arche (N)
🟢	Reispudding	Bauckhof (N)
🟢	Rice & Rice Dessert	Probios (N, IS)
🟢	Mousse au Chocolat	Inter-Planing (IS)
🟢	Mousse Chocolat	Orgran (IS)
🟢	Vanillesoßenpulver	Orgran (IS)
🟢	biac Probiotisches Quarkdessert, versch. Sorten	T.M.A. (S)
🟢	Alpro Soja Dessert, z. B. feine Vanille, softer Karamell, Schokolade feinherb oder Schokolade mildfein	Alpro (S)

EINKAUFS-TABELLEN

Bewertung	Lebensmittel	Hersteller
🟢	glutenfreies Tiramisu	DS-Tiefkühlfood (S)
🟢	Fruchtpürees (für Babys)	div. Hersteller von Babykost: Alete, Bebivita, Hipp, Milupa, Sunval (S, N, R)
🟡	Speiseeis	kann glutenhaltige Zutaten enthalten oder auch mit Waffelstückchen etc. kontaminiert sein
🟢	glutenfreie gefüllte Eiswaffelhörnchen (IceCream Cones)	DS-Tiefkühlfood (S)

Tierische Lebensmittel und Ersatzprodukte

Gluten selbst ist rein pflanzlich – trotzdem gibt es viele Möglichkeiten, auch in tierischen Lebensmitteln Gluten zu finden. Die folgenden Tabellen sollen Ihnen eine schnelle Auswahl von geeigneten Milchprodukten sowie Fleisch- und Wurstwaren erleichtern. Mit dem hohen Gehalt an Kalzium und dem wertvollen Milcheiweiß gehören Milchprodukte eigentlich regelmäßig auf jeden Speiseplan. Naturbelassene sind auch kein Problem – sie sind immer glutenfrei, von Natur aus eben. Aufpassen muss man nur, wenn Zusätze ins Spiel kommen.

Milch und Milchprodukte

Bewer-tung	Lebensmittel	Hersteller, mögliche Glutenquellen
🟢	Trinkmilch alle Fett-gehaltsstufen	
🟢	Buttermilch ohne weitere Zusätze	
🟢	Schlagsahne, saure Sahne, Schmand, Crème fraîche	ohne weitere Zusätze: glutenfrei
🟢	Dickmilch, naturbe-lassen	
🟢	Naturjoghurt	
🟡	Fruchtjoghurt	evtl. glutenhaltige Zutaten in der Fruchtzubereitung
🟢	Andechser Bio-Fruchtjoghurt	Andechser (N)
🟢	Joghurt auf Frucht im Gläschen	div. Babykosthersteller wie z. B. Alete, Bebivita, Hipp
🟢	Speisequark, alle Fettgehaltsstufen	ohne weitere Zusätze: glutenfrei
🟢	Butter	
🟢	natürlich gereifte Käsesorten wie z.B. Gouda, Edamer, Emmentaler, Tilsiter, Camembert und Brie, wenn man sie am Stück kauft	evtl. Kontamination möglich, wenn der Käse auf einer verun-reinigten Maschine geschnitten wird
🟢	Frischkäse natur	
🟢	Grünländer, div. Schnittkäsesorten	Grünland (S)
🟡	Frischkäse-Zuberei-tungen	evtl. glutenhaltige Zutaten
🟡	Schmelzkäse-Zubereitungen	evtl. glutenhaltige Zutaten

EINKAUFS-TABELLEN

Bewer-tung	Lebensmittel	Hersteller, mögliche Glutenquellen
🟢	Bayernland Sahne Schmelzkäse	Bayernland (S)
🟡	Käsepasteten und -torten	evtl. glutenhaltige Zutaten
🟡	Blauschimmelkäse	Schimmel kann auf Getreide kultiviert sein
🔴	Fol Epi	mit Weizenmehl-Rinde
🔴	Original englischer Cheddar	evtl. glutenhaltige Zutaten
🟡	Backkäse, Käse-fondue	evtl. glutenhaltige Zutaten
🟡	geriebener Käse	Gluten möglich durch Trenn-mittel (Zutatenliste) oder Kontamination
🔴	Käse-Imitat	Vorsicht beim Auswärts-Essen!

Milchersatzprodukte

Wenn Laktose oder Milcheiweiß nicht vertragen werden, sind Produkte aus Reis oder Soja optimal, um die küchen-technischen Eigenschaften der Milch zu ersetzen. Einige davon sind auch glutenfrei deklariert. Will man den Kalzi-umgehalt der Milch ersetzen, müssen speziell mit Kalzium angereicherte Soja-Drinks ausgewählt werden, da die übli-chen von Natur aus wenig enthalten.

Milchersatzprodukte

Bewer-tung	Lebensmittel	Hersteller, mögliche Glutenquellen
🔴	Haferdrink	Grundprodukt glutenhaltig

Bewertung	Lebensmittel	Hersteller, mögliche Glutenquellen
🟡	Kokosmilch, Mandelmilch	meist glutenfrei – jedoch nicht so deklariert
🟡	Soja Drink mit Geschmacksrichtung	evtl. glutenhaltige Zutat
🟢	Soja Drink	Natumi (N), Alnatura (S)
🟢	Soja »Sahne« zum Aufschlagen	Natumi (N)
🟢	Reismilch, Reisdrink	Viana (N), Provamel (N), Alnatura (S)

Aus Meer & Fluss

Fisch, insbesondere Salzwasserfische und Meeresfrüchte, sollten mindestens zweimal pro Woche gegessen werden. Liefern sie doch die gesunden Omega-3-Fettsäuren und wertvolles Jod. Bei Fischen, Muscheln & Co. verhält es sich genauso wie beim Fleisch: von Natur aus sind diese glutenfrei. Häufig, insbesondere im Süden Deutschlands, wird Fisch jedoch als Tiefkühlware angeboten und verkauft, oft paniert oder anderweitig zubereitet und glutenbelastet. Da heißt es wiederum: gut aufpassen, um Diätfehler zu vermeiden.

Fisch, Fischwaren und Meeresfrüchte

Bewertung	Lebensmittel	Hersteller, mögliche Glutenquellen
🟢	naturbelassener Fisch, Muscheln und Meeresfrüchte aller Sorten	

Bewertung	Lebensmittel	Hersteller, mögliche Glutenquellen
🟢	tiefgekühlte Fischfilets	unpaniert und ohne weitere Zutaten: glutenfrei
🟢	tiefgekühlte Calamari	unpaniert und ungewürzt: glutenfrei
🟡	Thunfisch naturell im eigenen Saft oder Öl	von der Zutatenliste her glutenfrei – jedoch nicht so gekennzeichnet; Kontamination unwahrscheinlich
🔴	Schlemmerfilet, Fischstäbchen etc., herkömmlich hergestellt	enthalten meist glutenhaltiges Paniermehl oder Weizenmehl – auf Zutatenliste achten!
🟢	Schlemmerfilet Brokkoli, tiefgekühlt	Globus Eigenmarke (S)
🟢	Fish for you – glutenfreie Fischstäbchen	DS-Tiefkühlfood (S)
🟢	Appel Wellness Heringsfilet in Soße, versch. Sorten	(S)
🟡	Heringsfilet naturell in Öl oder Salzlake	üblicherweise ohne glutenhaltige Zusätze – jedoch keine glutenfrei gekennzeichneten Produkte im Handel gefunden
🔴	Brathering in der Dose	enthalten Mehl
🟡	Krabben in Salzlake	üblicherweise ohne glutenhaltige Zusätze –jedoch keine glutenfrei gekennzeichneten Produkte im Handel gefunden
🟡	Sushi	evtl. glutenhaltige Zutaten
🔴	Surimi (= Sushi-Imitat)	glutenhaltige Eiweißbestandteile als Basis

Fleisch, Wurst und Brotaufstrich

Während das Fleisch aller Tierarten von Natur aus gluten-frei ist, gilt das für die Wurst leider nicht. Es werden Tonnen an reinem Gluten in der Fleischwarenfabrikation verarbeitet. Hin und wieder findet man beim Einkauf verpackte, glutenfrei gekennzeichnete Wurst, meist ist es jedoch notwendig, ein Gespräch mit dem Metzger seines Vertrauens zu führen. Ob bei der Zubereitung von Wurst glutenhaltige Zutaten zum Einsatz kommen, wissen viele Metzgermeister auch erst, nachdem sie ihre Hilfsmittel zum Kuttern, Binden, Umröten, Würzen usw. genau unter die Lupe genommen haben. Geben Sie sich also nicht mit einer schnellen, oberflächlichen Antwort der Verkäuferin zufrieden. Auch Grillfleisch sollten Sie vorsichtshalber nicht fertig mariniert und gewürzt einkaufen. Hier lauern echte Diätfehler.

Fleisch und Wurstwaren

Bewertung	Lebensmittel	Hersteller, mögliche Glutenquellen
🟢	naturbelassenes Fleisch aller Tierarten	
🟢	ungewürztes, unzubereitetes Hackfleisch	
🔴	Hackbraten, Frikadellen, Fleischklöße, Leberknödel	enthalten üblicherweise Brot oder Paniermehl zur Bindung
🟡	alle Wurstsorten, Salami, Fleischkäse, Schinkenprodukte	nie ohne Auskunft des Metzgers
🟡	Bratwürstchen, Wienerle & Co	nie ohne Auskunft des Metzgers

Bewertung	Lebensmittel	Hersteller, mögliche Glutenquellen
🟡	Fleisch- und Wurstzubereitungen in Dosen	evtl. glutenhaltige Zutaten
🟢	Dosenwurst aus der Pfalz – verschiedene Sorten	Metzgerei Argus (DV, IS)
🟢	Rügenwalder Wurstsortiment, z. B. Teewurst, Gutsleberwurst, Schinkenwurst, Mettwurst	Rügenwalder (S)
🟢	Farmer-Schinken	Herta (S)
🟢	Bio Wurst	Bio-Metzgerei Juffingen (N)
🟢	verschiedene Schinkensorten	Abraham (S)
🟢	Speck und Schinken, geräucherte Mettwurstsorten, Kaminwurz'n	Handl Tyrol (S)
🟢	verschiedene Kochschinken, z. B. Kalbsschinken	Wiesbauer (S)
🟢	Wellness-Schinken, Wellness-Wurst	Berger (S)
🟢	Bayrische Leberkäse, Bierschinken, Pfefferbeißer, Bratwürstchen	Viel leicht (S)
🟢	Pfälzer Wurst in Dosen: Lyoner, Schinkenwurst, Pfälzer Leber- und Bratwurst	Hammermühle (DV)

... und noch etwas Vegetarisches aufs Brot

Bewertung	Lebensmittel	Hersteller, mögliche Glutenquellen
🟢	Margarine	z. B. Vitaquell (R), Deli Reform (S)
🟡	vegetarische Pasteten	evtl. glutenhaltige Zutaten
🟡	vegetarischer Schmalz	meist Röstzwiebeln als Zutat, die glutenhaltig sind
🟢	vegetarische Brotaufstriche	Zwergenwiese (N, R), Vitam (R)
🟢	Tofu natur, ohne Gewürzzutat	
🟡	Tofu mariniert oder gewürzt	evtl. glutenhaltige Zutat
🟢	Topas Tofu Aufschnitt, Paté und Würstchenform	Topas (N)
🟡	naturbelassene Nuss- und Mandelmuse	üblicherweise ohne glutenhaltige Zusätze – jedoch meist nicht als glutenfrei gekennzeichnet; Kontamination unwahrscheinlich
🟡	Nuss-Nougat-Creme	oft keine glutenhaltigen Zutaten, jedoch meist nicht als glutenfrei gekennzeichnet
🟢	Nuxi Schoki Creme	Vitaquell (R)
🟢	Konfitüre, Marmelade, Honig	vom Gesetz her glutenfrei

EINKAUFS-TABELLEN

71

Süßes und Pikantes

Natürlich naschen auch Zöliakie-Betroffene gerne. Insbesondere, wenn es Ihnen vom Bauch her wieder besser geht, kommen die Gelüste und der kleine Hunger zwischendurch wie von selbst. Schokoladenartikel sind ein besonderes Thema in der glutenfreien Ernährung. Es werden sehr viele Sorten von der Industrie angeboten – viele mit glutenhaltigen Beimischungen. Daher ist es fast zwangsläufig, dass die Produzenten die Glutenfreiheit einer Schokolade selten garantieren und eher der Hinweis auf die mögliche Spuren-Kontamination zu finden ist.

Kuchen und Kekse sind ebenfalls ein wichtiges Thema im Naschkatzenbereich der Lebensmittelgeschäfte. Hier findet der Zöliakie-Betroffene jedoch kaum geeignete Produkte – es sei denn, der Supermarkt verfügt über ein gutes Angebot glutenfreier diätetischer Lebensmittel. Die Hersteller für glutenfreie Spezialprodukte haben sich für diesen Bereich jede Menge einfallen lassen – so gibt es fast nichts, was man nicht finden kann. Auch Saisonartikel zu Weihnachten und Ostern sind in großer Auswahl zu haben.

Kuchen, Kleingebäcke, Kekse

Bewertung	Lebensmittel	Hersteller, mögliche Glutenquellen
🔴	herkömmliche Kuchen	werden fast immer aus Weizenmehl hergestellt
🟡	Baisers	häufig vom Rezept her ohne Mehl, jedoch oft kontaminiert, wenn aus normalen Konditoreien
🟢	Mandeltarta	IKEA

Bewer-tung	Lebensmittel	Hersteller, mögliche Glutenquellen
🟢	Mandeltorten, div. Sorten tiefgekühlt	Almondy (S)
🟢	glutenfreier Marmorkuchen	Glutano (S), Hammermühle (DV), Hanneforth (DV)
🟢	glutenfreier Zitronenkuchen	Schnitzer (N, R)
🟢	glutenfreier Schokokuchen	Schnitzer (N, R), Sibylle-Diät (R, S)
🟢	glutenfreie Muffins, verschiedene Sorten	Sibylle-Diät (R, S), Schnitzer (N, DV), Dr. Schär (S, R), Coeliamo (IS)
🟢	glutenfreier Biskuit-Tortenboden	MGB (DV, IS), Hammermühle (DV), Dr. Schär (S, R), Hanneforth (DV)
🟢	glutenfreie Kuchen-schnitten, tiefge-kühlt	Erbacher Backwaren (TK-Service Edna für den Catering-bereich)
🟢	glutenfreier Apfel- und Zwetschgen-kuchen	Erbacher Backwaren (TK-Service Edna für den Catering-bereich)
🟢	glutenfreies Blätter-teig- oder Plunder-gebäck	Minderleinsmühle (DV), Coeliamo (IS)
🟢	glutenfreie Torteletts	3 Pauly (R, IS)
🟢	Softwaffeln, Schokowaffeln	Poensgen (DV,IS)
🔴	Mandelhörnchen	sind nach herkömmlicher Re-zeptur häufig mit Weizenmehl zubereitet oder kontaminiert
🟢	glutenfreie Mandel-hörnchen	Sibylle-Diät (R), Minderleins-mühle (DV, R)

EINKAUFS-TABELLEN

73

Süßes und Pikantes

Bewertung	Lebensmittel	Hersteller, mögliche Glutenquellen
🟡	Florentiner	sind häufig vom Rezept her ohne Mehl, aber kontaminiert, wenn sie in normalen Konditoreien angeboten werden
🟢	glutenfreie Nussecken	Alnavit (S), Poensgen (DV, IS)
🟢	Rice Torty, verschiedene Sorten	Probios (N, IS)
🟢	glutenfreie Magdalenas, Törtchen mit Aprikose	Dr. Schär (S, R)
🟢	glutenfreie Madeleines	Valpiform (R, IS)
🟢	glutenfreie 4-Korn-Amerikaner	Werz (N, R)
🟢	Happy Cake, Mini Sand- oder Schokokuchen	Hammermühle (DV)
🟢	glutenfreie Minikuchen mit Schokostückchen oder Rosinen	Valpiform (R, IS)
🟢	Free to eat – Minikuchen mit Haselnuss	Pandea (S, IS)
🟢	Pausa ciok, Mini-Törtchen	Dr. Schär (S, R)
🟢	glutenfreie Schoko-Baumkuchenstücke	Minderleinsmühle (DV, R)
🟡	Kokosmakronen	sind häufig vom Rezept her ohne Mehl, jedoch oft kontaminiert, wenn aus normalen Konditoreien
🟢	glutenfreie Kokosmakronen	3 Pauly (R, IS)

Bewertung	Lebensmittel	Hersteller, mögliche Glutenquellen
🟢	glutenfreie Makronenringe	Hammermühle (S, DV), Minderleinsmühle (N, R)
🟢	glutenfreie Eis-waffel-Hörnchen	Frasi (IS)
🟢	Reiswaffeln mit Schoko- oder Joghurt-Auflage	Alnatura (S, N)
🟢	Reiswaffel-Schnitten gefüllt, z. B. Rice&Rice-Snack	Probios (N, IS)
🔴	herkömmliche Kekse	werden fast immer aus Weizenmehl hergestellt
🟢	glutenfreie Kekse, zahlreiche Geschmacksrichtungen und Ausformungen (Butterkekse, gefüllte Waffeln und Kekse, Waffelröllchen, Mürbkekse, Biskuits, Spritzgebäck etc.)	Hersteller glutenfreier Lebensmittel – Liste siehe Anhang (DV, R, N, S, IS)

EINKAUFS-TABELLEN

Schokoladenartikel

Beim Einkauf von Schokolade ist es sehr auffällig: Es fehlt fast nie der Hinweis auf eine mögliche Spuren-Kontamination. Auf der einen Seite macht das den Einkauf von Schokolade kompliziert – andererseits sind die Hersteller hier sehr ehrlich. Bei der Sortenvielfalt gibt es auch zahlreiche Schokoladen mit Keks- oder Waffelanteilen. Hier eine Vermischung 100 %-ig auszuschließen, wäre fahrlässig. Trotzdem enthalten viele Schokoladen mit Spurenkennzeichnung letztlich kein Gluten – die Entscheidung über den Kauf so gekennzeichneter Produkte liegt jedoch mitsamt dem Risiko beim Betroffenen. Daher folgend eine Auswahl glutenfrei gekennzeichneter Produkte, die Sie meist im Reformhaus oder Bio-Laden finden.

Schokoladenartikel

Bewertung	Lebensmittel	Hersteller
🟡	Tafelschokoladen	evtl. glutenhaltige Zutaten wie z. B. Gerstenmalz oder Kontaminationsgefahr bei der Herstellung
🟢	Amore Bio Tafelschokolade, verschiedene Sorten	Liebhart's (R)
🟢	Choco-light Zartbitter	Pandea (S, IS)
🟢	Rice Milk Schokolade	Bonvita (N)
🟢	Vollmilchschokolade mit Schafsmilch	Choco-Lina (N, R)
🟡	Schokoriegel (z. B. Mars, Snickers, Balisto etc.)	oft glutenhaltige Zutaten wie Gerstenmalz oder Waffelstückchen
🟢	Tiramisu Schokoladenriegel	Vitana (R)
🟡	Schokofiguren oder gefüllte Schokowaffeln (z. B. Hanuta)	oft glutenhaltige Zutaten wie z. B. Gerstenmalz, herkömmliche Waffeln oder Kontaminationsgefahr bei der Herstellung
🟢	Free to eat – Mi Piaci (Schoko-Knusperkugeln)	Pandea (S, IS)

Bewer-tung	Lebensmittel	Hersteller
🟢	Quadrito – glutenfreie gefüllte Waffelschnitte	Dr. Schär (S, R)
🟢	Waffelschnitte Vollmilch	Schneekoppe (S)
🔴	Nippon Schoko-Reis	glutenhaltige Zutaten
🟢	Schoko-Reis	Wawi (S)
🟢	Schoko-Mais-Gebäck	3 Pauly (R, IS)
🟢	Reis-Snack mit Vollmilchschokolade	Byodo (N, IS)

Weitere Süßigkeiten

Bewer-tung	Lebensmittel	Hersteller, mögliche Glutenquellen
🟡	Fruchtgummi in verschiedenen Formen	evtl. glutenhaltige Zutaten oder Kontamination beim Abfüllen; meist keine glutenhaltigen Bestandteile – dennoch eher selten Kennzeichnung als glutenfrei
🟢	Gummibärchen	Vitana (R)
🟢	Bonbons und Fruchtgummi	Salus (R)
🟢	Reisfit Risbelli, Mini-Reiscracker	Uncle Ben's (S)
🟡	Hals- und Hustenbonbons	oft Gerstenmalz als Zutat
🟢	Bonbons	Liebhart's (R)

EINKAUFS-TABELLEN

Bewer-tung	Lebensmittel	Hersteller, mögliche Glutenquellen
🔴	Schoko-Küsse	immer glutenhaltige Waffel, beim Abtrennen Kontamination möglich – manchmal auch Gluten in der Schaummasse
🟢	Kokos-Schaum-küsse	IKEA

Müsli-Riegel und Fruchtschnitten

Bewer-tung	Lebensmittel	Hersteller, mögliche Glutenquellen
🔴	normale Müsliriegel	glutenhaltige Zutaten, insbesondere Haferflocken
🟡	Fruchtschnitten	enthalten häufig glutenhaltige Oblaten
🟢	Fruchtschnitten; diverse Sorten z. B. Rote Grütze, Straciatella, Bratapfel	Vitana (R) – nicht alle Sorten, Deklaration beachten!
🟢	Schneekoppe glutenfreie Müsli-Riegel	Schneekoppe (S)
🟢	Schnitzer Break spezial, Power-Nuss-Riegel, div. Sorten	Schnitzer (R, N, DV)
🟢	glutenfreie Riegel: Energiebombe, Genussbombe, Sportriegel, Banane-Cranberry, Schoko-Aprikose	Seitenbacher (S, N)
🟢	Solena glutenfreier Bio-Getreideriegel	Dr. Schär (S, R)

Bewer-tung	Lebensmittel	Hersteller, mögliche Glutenquellen
🟢	Remiga Knusperrie-gel, Sorten: Cashew, Sesam, Nuss	Remiga (S)
🟢	Fitness-Riegel	Sibylle-Diät (R, S, IS)
🟢	Alnavit Apfel-Zimt-Riegel	Alnatura (S)
🟢	Gourmet Riegel Mandel-Vanille Macadamia-Ananas	Lubs (N, IS)
🟢	Reiskleie-Apfel-Riegel	Werz (N, R)

Pikante Snacks

Chips, Flips & Co enthalten oft Weizenmehl oder Gluten-anteile in der Gewürzmischung. Achtung: Insbesondere fettarm oder fettfrei hergestellte, geröstete und gewürzte Nusskerne sind glutenhaltig. Orientieren Sie sich auf jeden Fall an der Zutatenliste oder an der folgenden Tabelle, die ausschließlich glutenfrei deklarierte Produkte benennt. Dann kann die Party steigen!

Glutenfreie Knabberartikel

Bewer-tung	Lebensmittel	Hersteller
🟢	Naturals leichte Kartoffelchips, fein gesalzen	Lorenz (S)
🟢	Kräcker: Schnitzer. Snacks.Sesam-Zwiebel, Paprika-Chili und Bergkäse (laktosefrei)	Schnitzer

Bewertung	Lebensmittel	Hersteller
🟢	CHIO-Chips mit Meersalz	CHIO (S)
🟢	Crocks – pikante Reiscracker, div. Sorten	LIMA (N)
🟢	Pombär Kartoffel-Gebäck: Original, Ketchup, Pizza	Pombär (S)
🟢	Bio-Maischips	Neuform (R), Probios (N)
🟢	Bio-Crispies: Natur und Pikant	Schnitzer (N, R, DV)
🟢	glutenfreie 4-Korn-Sesamstangen	Werz (N, R, IS)
🟢	Reisfit Risbellis, pikante Reiswaffel-Snacks	Uncle Ben's (S)
🟢	glutenfreie Salz-stangen	3 Pauly (R, IS)
🟢	Barkat glutenfreie Salzsticks	Hammermühle (DV), (IS)
🟢	glutenfreie Salzbre-zeln (z. B. Pretzels, Salinis, Brezeln)	Glutano (S), Hammermühle (DV), 3 Pauly (R, IS)
🟢	Funkies pikante Kartoffelplätzchen	Dr. Schär (S, R)
🟢	Grissini	Dr. Schär (S, R)
🟢	Pandea Mini-Grissini	Hammermühle (DV)
🟢	Pandea glutenfreie Cracker	Hammermühle (DV)
🟢	hauchdünne Cracker mit Parmesan	Pural (N, IS)

Bewer-tung	Lebensmittel	Hersteller
●	glutenfreie Waffelcracker mit Käse	Minderleinsmühle (DV, R)
●	BuKross – gewürzte Buchweizenkörner geröstet	Nebona-Gewürze (N)

Baby-Nahrung

Es gilt aktuell die Empfehlung, Babys bis einschließlich des 6. Lebensmonats glutenfrei und allgemein allergenarm zu ernähren. Danach ist die Allergieprävention (-vorbeugung) über die Nahrung abgeschlossen. Der »normale« Kostaufbau kann beginnen. Kinder, die einen zöliakiebetroffenen Elternteil haben, sollten möglichst während der Kosterweiterung mit glutenhaltigem Getreide noch gestillt werden. Derzeit läuft eine Studie (Prevent-CD), die als Ziel hat, einen schützenden Effekt der gleichzeitigen Muttermilchernährung mit der Einführung von Gluten für das Kind zu beweisen.

Baby-Nahrungsmittel sind immer sehr gut gekennzeichnet. Auf diesen Lebensmitteln war der Hinweis »glutenfrei« oder auch »gliadinfrei« als Erstes zu lesen. Daher können Sie sich leicht an den Verpackungen orientieren, welche Säuglingsmilch, Breie, Frucht- oder Gemüsepürees Sie Ihrem Kind bedenkenlos geben können. Auch die entsprechenden Getränke wie Baby-Tee-Sorten, Frucht- und Gemüsesäfte sind klar deklariert. Einige Beispiele finden Sie in der folgenden Tabelle.

EINKAUFS-TABELLEN

Baby-Nahrung

Bewertung	Lebensmittel	Hersteller, mögliche Glutenquellen
🟢	Anfangsmilch-nahrung	Hipp, Nestlé, Milumil, Bebivita (S)
🟢	Dauermilchnahrung Stufe 1 + 2	Hipp, Nestlé, Milumil, Bebivita (S)
🟢	HA-Milchnahrungen	alle Anbieter von Baby-Kost (S, R, N)
🟡	Milchbreie, Grieß-brei	können glutenhaltige Zutaten wie z. B. Weizengrieß enthalten
🟡	Flockenmischungen	können glutenhaltige Getreide-flocken enthalten
🟢	Milchbrei, Milchreis	Milupa (S) – Kennzeichnung beachten
🟢	Schmelz-Reis-flocken	Hipp (S)
🟢	Baby-Grieß nach dem 4. Monat	Bebivita (S)
🟡	Fruchtgläschen	evtl. mit glutenhaltigen Keks- oder Flockenbeimischungen
🟢	Fruchtpause, Frucht & Joghurt	Hipp (S)
🟢	feine Früchtchen, Frucht & Quark	Bebivita (S)
🟢	Natur Nes Apfel	Nestlé (S)
🟢	Karottenpüree	Sunval
🟡	Menü-Gläschen	können glutenhaltige Nudeln enthalten
🟢	Menüs nach dem 4. Monat im Glas	Hipp (S) – Kennzeichnung beachten!
🟢	Fleisch-Zubereitun-gen, z. B. Bio-Pute, Bio-Rind	Hipp (S)
🟢	Natur Nes Menü Stufe 2 + 3	Nestlé (S)

Getränke

Flüssigkeit sollte der Hauptbestandteil unserer Ernährung sein – die Basis der Ernährungspyramide. Die folgende Tabelle zählt mögliche Getränke auf, warnt vor ungeeigneten Flüssigkeiten, die nicht glutenfrei sind, stellt aber keine Empfehlung für eine gesunde Auswahl dar.

Getränke

Bewer-tung	Lebensmittel	Hersteller
🟢	Mineralwasser, Ta-felwasser, Heilwas-ser, Leitungswasser	
🟢	Kaffee aus Kaffeebohnen	
🟢	CaldoCaldo Kaffee-Portion selbst-erhitzend	Pandea (S, IS)
🔴	CaldoCaldo Cappu-cino und Kakao	nicht glutenfreie Getränke von Pandea!
🔴	Getreidekaffee, z.B. Lindes, Kathreiner, Caro	Gerste als Grundlage oder Gerstenmalz als Geschmacks-geber
🔴	Ovomaltine	Gerste als Zutat
🟢	Heliomalt glutenfree	Bimbosan (N,S,IS)
🟢	nicht aromatisierter Schwarz-, Grün- und Früchte-Tee, Mate-tee	
🟢	Kräuter- und Arznei-Tee, ohne Aroma-zusätze	

EINKAUFS-TABELLEN

Bewertung	Lebensmittel	Hersteller
🟢	Salus Früchtetee, verschiedene Sorten, aromatisiert	Salus (R)
🟢	CaldoCaldo Zitronentee	Pandea (S, IS)
🟢	Baby-Früchte-Tee	Alete (S), Hipp (S)
🟢	Trinkmilch, alle Fettgehaltsstufen	
🟢	echter Kakao	
🟡	kakaohaltige Getränkepulver	evtl. glutenhaltige Zusätze oder Kontamination über Mischung und Abfüllung
🟢	Fruchtsäfte 100% – Direktsäfte und aus Konzentrat	von Natur aus glutenfrei – aber nicht so gekennzeichnet
🟢	Baby-Fruchtsäfte, Tee & Saftgetränke, Fruchtschorlen	von Natur aus glutenfrei – so gekennzeichnet: z. B. Alete (S), Bebivita (S), Hipp (S)
🟢	Weißwein – alle Sorten	
🟢	Rotwein – alle Sorten	
🟢	Sekt pur – rot und weiß	
🟡	wein- und sekthaltige Getränke mit Aromastoffen	Zutatenliste beachten!
🟡	aromatisierte Limonaden und Cola-Getränke	Zutatenliste beachten!
🟢	Koala-Kola Bio-Kindercola	Taunusgold-Getränke (S, N, R)
🟡	aromatisierte Mineralwässer	Zutatenliste beachten!

Bewer-tung	Lebensmittel	Hersteller
🟡	Misch- und Mix-getränke	Zutatenliste beachten!
🔴	Bier und Bier-Mix-getränke	Gerstenmalz als Zutat
🟢	German Premium Schnitzer-Bräu	Schnitzer (R, S, N)
🟢	Schnitzer-Bräu Hirse Lemon	Schnitzer (R, S, N)
🟢	Beer UP	Malt'n'more (IS)
🟢	Liebhart's Residenz Bio-Reisbier	Liebhart's (R)
🟢	Riedenburger glutenfrei	Riedenburger Brauhaus (IS)
🟢	Neumarkter Lamms-bräu	Neumarkter Lammsbräu (N, R, IS)
🟢	Hammermühle-Bräu	Hammermühle (DV)
🟢	»Lebensfreude glutenfrei« Bier	Klosterbrauerei Neuzelle (S)
🟢	klare Schnäpse wie Obstler, Korn, Aquavit	auch Weizenkorn ist glutenfrei, da Gluten als Eiweiß nicht ins Destillat übergehen kann
🟡	Liköre und Magen-bitter	evtl. glutenhaltige Zutaten

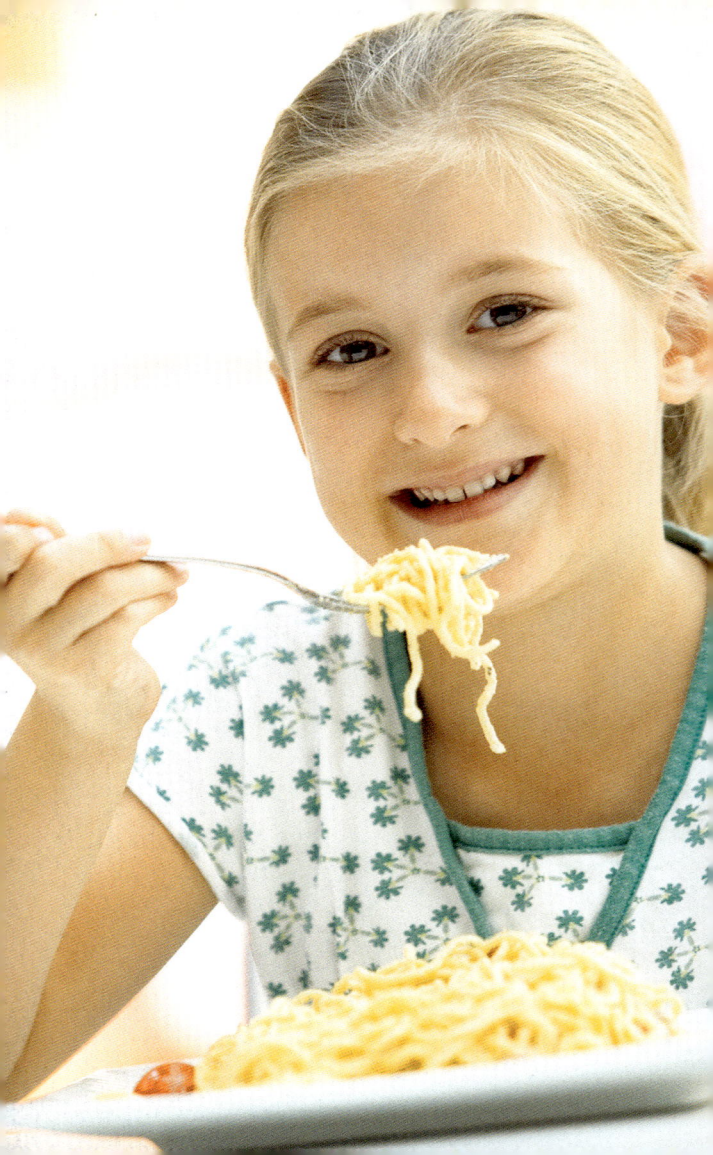

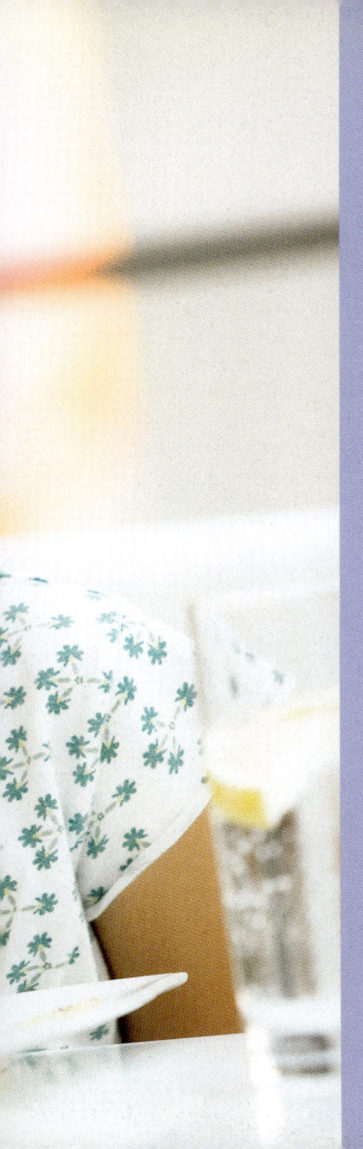

Unterwegs essen

Essen zu gehen oder schnell mal einen Imbiss aufzusuchen, das ist leider nicht mehr so unkompliziert möglich wie vor der Diagnose »Zöliakie«. Ohne Nachfragen geht es nicht. Was Sie beachten sollten, um auch außer Haus sicher glutenfrei und damit gefahrlos zu essen, erfahren Sie in diesem Kapitel. Zum Glück gibt es bereits diverse Betriebe, die die Problematik kennen und glutenfrei kochen oder zumindest auch glutenfreie Speisen auf ihrer Karte haben.

Außer Haus essen

Das ist für uns Glutenfrei-Esser ein heikles Thema. Einfach mal eben so einen Snack organisieren oder irgendwo etwas gegen den Hunger tun, wird schwierig. Am besten, Sie eignen sich einen besonderen Verhaltenskodex an:

- Für den Ausnahme-Hunger immer einen glutenfreien Snack dabei haben (z.B. aus der Auswahl glutenfreier Riegel).
- Haltbare, glutenfreie Brotportion grundsätzlich mitnehmen (»Handtaschenbrot«).
- In Restaurants grundsätzlich den Koch fragen.
- Bei Einladungen vorab das Menü und die Zusammensetzung der Gerichte erfragen.
- Bei Einladungen selbst eine oder mehrere glutenfreie Speisen mitbringen (Salat, Kuchen).

Restaurant

Natürlich gibt es auch Restaurants und Gaststätten, die sich mit der glutenfreien Küche auskennen und evtl. sogar eine extra Speisekarte bereithalten. In manchen dieser Häuser ist selbst ein Betroffener beschäftigt oder gehört zur Familie des Inhabers. Diese Bewirtungsbetriebe findet man über alle Kategorien: Sterne-Hotels und Restaurants, Landgasthöfe, Pizzerien, Bistros, Biergärten, Eisdielen und Cafes. Am leichtesten ist es, sich mit der ortsansässigen Regionalgruppenleiterin der DZG in Verbindung zu setzen bzw. den Restaurant- und Hotelführer der DZG zu nutzen. Hier kommen Sie am schnellsten zur richtigen Anschrift. Trotzdem sollten Sie vor Ort immer nachfragen, ob die Kenntnis zum glutenfreien Kochen noch besteht und welches Menü Sie wählen können.

Ganz ohne Nachfrage können Sie nur sehr wenige Speisen auswählen, die von Natur aus glutenfrei sind. Damit das Fragen erleichtert wird, gibt es von der DZG, aber auch vom Deutschen Allergie- und Asthma-Bund sowie über die Internet-Adresse www.lecker-ohne.de Kärtchen mit der Aufschrift: »Eine Bitte an den Koch ...«. Hier werden die Küchenmitarbeiter darauf hingewiesen, dass es Probleme mit bestimmten Nahrungsmitteln gibt und es wird aufgeführt, welche Dinge auf keinen Fall erlaubt und welche unproblematisch sind. Diese Kärtchen gibt es auch in unterschiedlichen Sprachen für Reisen ins Ausland. Sie sind hilfreich, sollten aber nicht das persönliche Gespräch mit dem Koch ersetzen, wenn dieser sich dazu Zeit nehmen kann.

Was kann man im Restaurant bedenkenlos essen?

Bewertung	Lebensmittel	Hersteller, mögliche Glutenquellen
🟢	rohe Salatbestand-teile vom Buffet ohne Saucen	mit Essig, Öl, Salz und Pfeffer selbst würzen
🟢	Folienkartoffeln mit Crème fraîche natur oder Butter	
🟢	Fleisch vom Grill – wenn dieser sichtbar ist (z. B. Steakhaus)	natur grillen lassen und nachträglich mit Salz und Pfeffer würzen
🟢	Salzkartoffeln oder Reis pur als Beilage	
🟡	Pommes frites	glutenfrei, wenn aus Kartoffeln und nicht aus Kartoffelteig hergestellt – Kontamination beim Frittieren möglich!

AUSSER HAUS ESSEN

Geben Sie Ihre Erfahrungen und Kontakte weiter und lassen Sie andere Betroffene davon profitieren, ganz nach dem Selbsthilfe-Motto: »Hier war ich schon – die wissen Bescheid.«

Auf der Arbeit

Kantinenessen ist häufig nicht glutenfrei. Wenige Betriebskantinen bieten eine Menüwahl mit verschiedenen diätgeeigneten Komponenten an. Trotzdem ist es einen Versuch wert, mit dem Leiter der Versorgungsstätte Kontakt aufzunehmen und zu klären, mit welchen Produkten er arbeitet und ob es vielleicht möglich ist, zuverlässig bestimmte Speisen auf glutenfrei umzustellen.

Ansonsten hilft nur, sich bereits morgens für den Tagesverlauf mit geeigneten Lebensmitteln einzudecken. Damit sind Sie aber andererseits auch geschützt vor dem spontanen Verzehr ungünstiger Lebensmittel mit vielen nutzlosen Kalorien und wenig wertvollen Inhaltsstoffen. Nutzen Sie trotz des zeitlichen Mehraufwands die Chance, sich ab sofort nicht nur glutenfrei, sondern insgesamt besser und gesünder zu ernähren. Ein paar Minuten nachgedacht und ein paar Minuten mehr an Zubereitung für einen genussreichen Arbeitstag lohnen sich sicher!

Nicht nur belegte Brote

Glutenfreie Brote verlieren rascher an Frische als glutenhaltige Backwaren. Das ist eine Tatsache und es wird daher immer empfohlen, die glutenfreien Brote und Brötchen vor dem Verzehr aufzubacken oder zu toasten. Sicher ist der Genusswert dann am höchsten, doch wer hat schon auf der Arbeit einen Toaster? – Brötchen lassen sich morgens bequem in einem kleinen Miniofen aufbacken und die Frischhaltung nach dem Belegen hält in einer gut schließenden Dose auch noch eine Weile an.

Mögliche Alternativen:

▪ Brot und Belag getrennt mitnehmen und frisch zusammenfügen.

▪ Auch einmal einen schnellen Nudel- oder Reissalat aus Resten vom Vortag zubereiten.

▪ Glutenfreie Müsli-Riegel oder eine Mischung von Nüssen und Rosinen bringen schnell einen Energiekick und sind gut mitzunehmen.

▪ Naturjoghurt und extra verpackt eine kleine Portion glutenfreie Müslimischung nach Geschmack. Dazu ein Stück frisches Obst – die Mahlzeit ist komplett.

▪ Probieren Sie doch auch einmal eine der glutenfreien Fix-Suppen aus den Einkaufs-Tabellen.

▪ Als Ergänzung zum Salatteller in der Kantine glutenfreie Brotwürfel in wenig Öl anrösten, nach Belieben leicht salzen und nach dem Abkühlen in einem Döschen mitnehmen. Diese Art Croutons lässt sich auch prima zwischendurch knabbern und Sie können etwas älter gewordenes glutenfreies Brot aufbrauchen.

Wie wäre es mit einem Wrap?

Eine weitere Alternative zu Brot sind Wraps. Die schmecken frisch und lecker und sind mehrere Tage im Kühlschrank haltbar. Für 4 Wraps (8 Portionen) benötigen Sie folgende Zutaten:

2 Eier (Gr. M), 1 Prise Salz, 125 ml Mineralwasser, 50 g Kartoffelmehl, 50 g Hirse- oder Maismehl und 2 EL Öl zum Ausbacken.

Für die Füllung brauchen Sie:

3 EL Frischkäse, 1 EL frische gehackte Kräuter, 50 g Thunfisch im eigenen Saft, 50 g geräucherte Putenbrust oder

gekochter Schinken, 1 Tomate, ¼ Salatgurke, 1 Karotte, 4 kleine Salatblätter und zum Würzen Salz und Pfeffer.

▮ Aus Eiern, Salz, Wasser und den Mehlen (oder 100 g Mehlmischung nach eigenem Geschmack) einen glatten Teig rühren und 30 Minuten quellen lassen.

▮ Zwischenzeitlich für die Füllung den Frischkäse mit den Kräutern verrühren. Thunfisch, Putenbrust und Salatblätter in feine Streifen schneiden. Die Tomate in dünne Scheiben teilen, die Salatgurke und die Karotte grob raspeln.

▮ Aus dem Teig mit je ½ Teelöffel Öl vier sehr dünne Pfannkuchen ausbacken. Diese heiß aufrollen und auf einem Gitter abkühlen lassen.

▮ Die Pfannkuchen wieder ausrollen und mit dem Kräuterkäse bestreichen. Auf zwei Pfannkuchen Thunfisch und Rohkost verteilen, auf die beiden anderen die Putenbrust und Rohkost. Die Füllung mit Salz und Pfeffer würzen, evtl. einen Klecks Mayonnaise oder glutenfreie Salatcreme aufbringen.

▮ Die Pfannkuchen eng zusammenwickeln und schräg in zwei Hälften schneiden. Jede Wrap-Hälfte in Frischhaltefolie verpacken und kühl legen.

Auf Reisen

Auch Zöliakie-Betroffene verreisen gerne. Allerdings ist es etwas aufwendiger, diese Reisen so vorzubereiten, dass die glutenfreie Ernährung auch im Ausland sicher klappt. Das fängt bereits bei der Planung und Buchung an. Am einfachsten ist es, eine Ferienwohnung mit Küchenzeile und Backofen zu buchen. Wer sich vorab erkundigt hat, wo es nun die glutenfreien Rohstoffe zu kaufen gibt oder einen Grundvorrat an Mehl, Brot und Nudeln mit sich führt, kann dann mit der gleichen Liebe und demselben Aufwand wie zu Hause das gewohnte Essen zubereiten. – Ob das allerdings Sinn der Sache Urlaub ist?

Soll es ein Hotel-Urlaub »all inclusiv« sein? Dann hilft nur, vor dem Buchen mit dem Hotel Kontakt aufzunehmen und sich dort das Essensangebot erläutern zu lassen. Die Nachfrage nach glutenfreien Möglichkeiten sollte am besten in Landessprache erfolgen. (Sie können ja die Info-Karten: »Eine Bitte an den Koch« verwenden.) Wenn aus dem Hotel grünes Licht kommt, geht es an die Planung der Anreise. Manche Fluggesellschaften bieten ein glutenfreies Menü an. Oft muss dafür ordentlich Aufpreis gezahlt werden. Das verpackte, vorbereitete Menü ist meist verlässlich – lediglich die Beigaben (z.B. frische Brötchen) durch das Flugpersonal sind es nicht. Flugbegleiter haben meist keine Ahnung, was glutenfrei bedeutet. Auf dem Tablett findet sich dann auch häufig Diät-Marmelade oder Diät-Saft – Hauptsache eben »Diät«. Am Ferienort angekommen, sollten Sie auf jeden Fall den Speiseplan der kommenden Tage mit dem Küchenchef abklären – nicht dass es zu unliebsamen Überraschungen am Buffet auf hungrigen Magen kommt. Für Tagesausflüge empfehlen sich »Lunch-Pakete« mit ausreichend belegten glutenfreien Broten, Obst, glutenfreien Gebäcken und Riegeln in Portionsverpackungen. So ist man für alle Fälle vorbereitet.

So wie die Fluggesellschaften gibt es auch Schiffsreedereien, die glutenfreie Kost auf Kreuzfahrten anbieten. Da Sie hier ausschließlich auf die Küche an Bord angewiesen sind, empfiehlt sich eine detaillierte Vorab-Besprechung ganz besonders. MCS-Schiffe bieten z.B. »Full-Service« vom feinsten. Auf Ihrer Kreuzfahrt werden Sie mit vielen glutenfreien Spezialitäten von einer gesonderten Speisekarte verwöhnt. Ein besonderes Erlebnis für jeden Zöliakie-Betroffenen ist es, sich in die Hände eines erfahrenen Hotels mit glutenfreier Küche zu begeben. Einige Adressen bieten

AUSSER HAUS ESSEN

sogar glutenfreie Backwaren zum Frühstück inklusive an. Wenn diese dann morgens bereits frisch aufgebacken an den Tisch kommen und man zwischen mehreren gluten-freien Menüs wählen kann, ist der Genuss perfekt.

Auch hier ist die DZG wieder sehr hilfreich, verfügt sie doch über zahlreiche Informationen und Berichte zu verschiede-nen Urlaubsländern und Regionen. Rechtzeitig angelesen helfen diese oft weiter und man erspart sich mühsames Suchen nach Einkaufsquellen am Urlaubsort. Glutenfreie Ernährung ist nicht nur in Deutschland verbreitet. In man-chem Urlaubsland ist diese bekannter als bei uns zu Hause und es macht immer wieder Spaß, neue Produkte und An-bieter und regionale Spezialitäten kennenzulernen.

Service

Adressen von Anbietern glutenfreier Produkte

Herstelleranschrift	Bezugsart
Alnavit www.alnavit.de	Drogeriemärkte (z. B. dm, budni), Alnatura-Geschäfte
Aurora Mühlen GmbH Trettaustr. 49 21107 Hamburg www.aurora-mehl.de	Supermarkt
Bauck GmbH Duheweitz 4 29571 Rosche www.bauckhof.de	Naturkostgeschäft, Internetshops
Beiker c/o Pro Gusto Colonia GmbH Viehtrift 46 51147 Köln Tel. 02203/9 66 23 13 www.glutyfreeshop.de	Versand, Supermarkt
Dittmann Karlstr. 31 72764 Reutlingen Tel. 07121/42 01 36 www.sz-glutenfrei.de	Direktverkauf, Versand
3 Pauly s. Haus Rabenhorst	Reformhaus, Internet-Shops
DS Food GmbH Winkelau 9 A-39014 Burgstall/Postal www.ds4you.com	Tiefkühl-Sortiment im Supermarkt
Glutano Simmerweg 12 35085 Ebsdorfergrund Tel. 06424/30 34 44 www.glutano.com	Supermarkt

Herstelleranschrift	Bezugsart
Hammermühle GmbH Postfach 1164 67485 Maikammer Tel. 06321/9 58 90 www.hammermuehle.de	Direktverkauf, Versand, Supermarkt, Onlineshop
Hanneforth food for you GmbH Kampstr. 1 32805 Horn-Bad Meinberg Tel. 05234/20 39 68 www.hanneforth.de	Versand
Haus Rabenhorst Scheurener Str. 4 53572 Unkel Tel. 02224/18 05-1 00 www.3pauly.de	Reformhaus, Internetshops
Hillebrecht Vertrieb Tel. 08192/99 83 20 www.glutenfrei-einkaufen.de	Versand
Dr. Karg Glutenfrei GmbH Alte Rother Str. 10 91126 Schwabach www.delisenza.com	Reformhaus
MetaX Institut für Diätetik Dieselstr. 23 61191 Rosbach Tel. 06003/91 90 90 www.metax.org	Versand
MGB food company Kirchberg 16 08373 Remse Tel. 03763/44 28 72 www.meingesundesbrot.de	Versand, Internetshops
Minderleinsmühle Mühle Hubmann www.hammermuehle.de	Versand über Hammer- mühle, Reformhaus, Natur- kostladen

Herstelleranschrift	Bezugsart
Pandea GmbH Am Sägewerk 2 a 35085 Ebsdorfergrund Tel. 06424/9 28 38 40 www.pandeafood.de	Supermarkt, Internetshop
Querfood Wernher-von-Braun-Str. 5 85640 Putzbrunn Tel. 089/61 18 06 90 www.querfood.de	Internetshop
Dr. Schär GmbH Winkelau 5 I-39014 Burgstall/Postal Tel. 0800/1 81 35 37 www.schaer.com	Reformhaus, Supermarkt, Drogeriemarkt
Schneekoppe GmbH Müllerstr. 13 a 21244 Buchholz Tel. 04181/96 82 80 www.schneekoppe.de	Supermarkt, Internetshop
Schnitzer GmbH & Co. KG Marlener Str. 9 77656 Offenburg Tel. 0781/5 04 75 00 www.schnitzer.eu	Reformhaus, Direktversand, Naturkostladen, Internet- shop
Seitz GmbH Mühlgasse 22 78549 Spaichingen Tel. 07424/9 82 39 90 www.seitz-food.com	Supermarkt
Sekowa Backtechnik GmbH Basaltstr. 8–10 61197 Florstadt Tel. 06035/9 60 60 www.sekowa.de	Onlineshop

Herstelleranschrift	Bezugsart
Spezialdiätbäckerei Poensgen Nothberger Str. 68 52249 Eschweiler Tel. 02403/2 00 15 www.poensgen-brot.de	Versand und Direktverkauf, Internetshop
Sibylle-Diät Bösen Service GmbH 40764 Langenfeld Tel. 02173/97 74 44 www.sibylle-diaet.de	Reformhaus, Supermarkt, Internetshops
Werz Naturkornmühle Stäffeleswiesen 28/30 89522 Heidenheim Tel. 07321/5 10 18 www.vollwertcenter.de	Reformhaus, Naturkost- geschäft, Versand
Wiechert & Co. Alstertor 18 20095 Hamburg Tel. 040/33 50 87	Versand

Adressen, die weiterhelfen

Deutsche Zöliakie-Gesellschaft e. V. (DZG)
Kupferstr. 36
70565 Stuttgart
Tel. 0711/4 59 98 10
www.dzg-online.de

Deutscher Allergie- und Asthmabund e. V.
Fliethstr. 114
41061 Mönchengladbach
Tel. 02161/81 49 40
www.daab.de

Weitere hilfreiche Bücher bei TRIAS

Ein Koch- und Backbuch ohne »Fertigmehle«:

Hiller A. Köstlich essen bei Zöliakie. Stuttgart: TRIAS; 2010

Ein Basis-Ratgeber nicht nur für Betroffene:

Hiller A. Zöliakie – mehr wissen besser verstehen. Beschwerdefrei leben mit der sicheren Diagnose und einer glutenfreien Ernährung. Stuttgart: TRIAS; 2006

Stichwortverzeichnis

Die fett gesetzten Seitenzahlen verweisen auf Lebensmittel in den Einkaufs-Tabellen.

Stichwortverzeichnis

Liebe Leserin, lieber Leser,
hat Ihnen dieses Buch weitergeholfen?
Für Anregungen, Kritik, aber auch für Lob
sind wir offen. So können wir in Zukunft
noch besser auf Ihre Wünsche eingehen.
Schreiben Sie uns, denn Ihre Meinung
zählt!

Ihr TRIAS Verlag

E-Mail Leserservice:
heike.schmid@medizinverlage.de

Adresse:
Lektorat TRIAS Verlag, Postfach 30 05 04,
70445 Stuttgart
Fax: 0711 · 8931 · 748

Bibliografische Information
der Deutschen Nationalbibliothek
Die Deutsche Nationalbibliothek verzeichnet
diese Publikation in der Deutschen National-
bibliografie; detaillierte bibliografische
Daten sind im Internet
über http://dnb.d-nb.de abrufbar.

Programmplanung: Uta Spieldiener

Redaktion: Anne Bleick
Bildredaktion: Christoph Frick

Umschlaggestaltung und Layout: CYCLUS
Visuelle Kommunikation, Stuttgart

Bildnachweis:
Umschlagfoto: Chris Meier, Stuttgart
Fotos im Innenteil: Image Source: S. 4, 5,
10/11; Chris Meier, Stuttgart: S. 3; Photo-
nonstop: S. 6, 7, 36/37; Monkey Busi-
ness/Shotshop: S. 8, 86/87
Die abgebildeten Personen haben in keiner
Weise etwas mit der Krankheit zu tun.

1. Auflage 2010

© 2010 TRIAS Verlag in MVS Medizinverlage
Stuttgart GmbH & Co. KG
Oswald-Hesse-Straße 50, 70469 Stuttgart
Printed in Germany

Satz: Fotosatz Buck, Kumhausen
gesetzt in: InDesign CS3
Druck: AZ Druck und Datentechnik GmbH,
Kempten

Gedruckt auf chlorfrei gebleichtem Papier

ISBN 978-3-8304-3536-5   1 2 3 4 5 6

Wichtiger Hinweis: Wie jede Wissenschaft ist
die Medizin ständigen Entwicklungen unter-
worfen. Forschung und klinische Erfahrung
erweitern unsere Erkenntnisse, insbesondere
was Behandlung und medikamentöse Thera-
pie anbelangt. Soweit in diesem Werk eine
Dosierung oder eine Applikation erwähnt wird,
darf der Leser zwar darauf vertrauen, dass
Autoren, Herausgeber und Verlag große Sorgfalt darauf verwandt haben, dass diese Angabe dem **Wissensstand bei Fertigstellung
des Werkes** entspricht.
Die Ratschläge und Empfehlungen dieses
Buches wurden vom Autor und Verlag nach
bestem Wissen und Gewissen erarbeitet
und sorgfältig geprüft. Dennoch kann eine
Garantie nicht übernommen werden. Eine
Haftung des Autors, des Verlages oder seiner
Beauftragten für Personen-, Sach- oder Ver-
mögensschäden ist ausgeschlossen.

HAMMER MÜHLE®

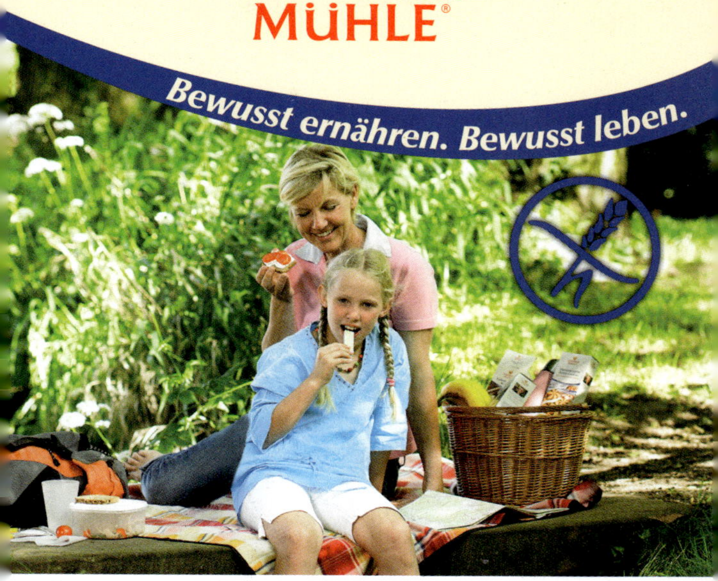

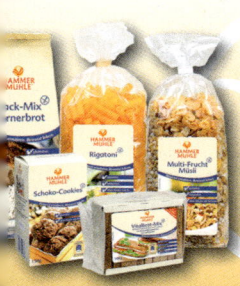

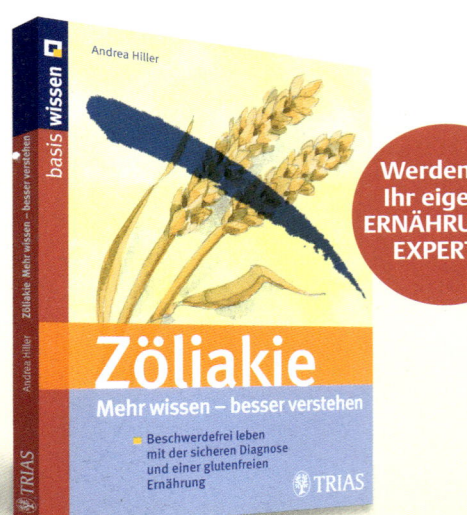